When The Sun Bursts :
The Enigma of Schizophrenia

太陽が破裂するとき
統合失調症の謎

クリストファー・ボラス 著
Christopher Bollas

館　直彦 監訳
Naohiko Tachi

坂井俊之　橋爪龍太郎　古田雅明　他訳

創元社

WHEN THE SUN BURSTS : The Enigma of Schizophrenia
By Christopher Bollas
© 2015 by Yale University
Originally published by Yale University Press.
Japanese translation rights arranged with Yale Representation Limited, London
through Tuttle-Mori Agency, Inc., Tokyo

本書の日本語版翻訳権は、株式会社創元社がこれを保有する。
本書の一部あるいは全部についていかなる形においても
出版社の許可なくこれを使用・転載することを禁止する。

監訳者まえがき

　本書は、現代の英国独立学派の論客であるクリストファー・ボラスの著書 When the Sun Bursts: The Enigma of Schizophrenia の全訳である。原著は2015年にハードカバーで刊行され、その後、好評のためペーパーバックも刊行されている。

　本書のテーマは、統合失調症患者に対する精神分析的なアプローチである。今、本書を手に取ってくださっている方の中には、何故ボラスが統合失調症について語るのか、と思われる方もおられるかもしれない。本書を読めばその理由を分かっていただけると思うが、精神分析家には、統合失調症に取り組んでそれについて語る人とそうでない人とがいるが、ボラスは前者に属するわけである。そういった分析家たちによる著書の代表的なものが、本書の「注釈つきの参考文献」に挙げられている。これらはいずれもユニークな本であるが、それらと比べても、ボラスの語り口はとても説得力があると思う。というのは、本書では、ボラス自身の臨床家としての歩みが語られ、その中でどのようにして精神病の治療に目を向けるようになったか、またそれが自分の理論にどのような形で結実していったかがパーソナルな経験として語られているからである。統合失調症の本質へと肉薄するためには、精神分析家としてのパーソナルな経験を通して語ることが必要である、ということなのだろう。

　ボラスは、統合失調症の本態は謎であるとしつつも、統合失調症の治療のためには、患者が経験していることを理解することが重要であると語る。そして、それは多くの場合、困難な作業であるが、理解のための手立てとして精神分析が有効であると述べている。患者が経験していることの典型例が、本書の表題にもなっている「太陽が破裂するとき」なのであるが、それが通常はどのように受け取られるかについては、本書をお読みいただくとお分か

りいただけるだろう。一方、そのような理解がなされなかった場合には、結果として患者はしばしば惨めな状況に置かれる点を指摘して警鐘を鳴らしている。ただ、本書は統合失調症についてのみ述べた本ではない。彼の様々な着想が、変形性対象や、イディオムなどといった概念を含めて、こういった精神病患者たちとの経験から生まれたものであることが分かる。統合失調症の人たちの心を理解することは、私たち自身の心を理解することに通じるのだろう。

　このように書くと、難しい本のように思えるかもしれないが、本書はそのような本ではない。ボラスは精神分析の世界では、とても人気がある理論家であるが、その理由の第一は、彼がオリジナルな思考を展開するからであるが、それに劣らず重要なのが、彼が私たちの連想を喚起するということであろう。それには、彼の柔軟で語りかけてくる書き方も大いに関係していると思う。しかも、本書では、プライベートなことにまで話が及ぶので、読んでいるとまるでボラスの肉声を聞いているようであり、何か親密な空間にいる気持ちになる。

　ただ、ボラスは言葉の達人でもあり、本書でもその達人ぶりは遺憾なく発揮されている。彼の豊かな言語表現を日本語で再現出来れば良いのだが、それは私たちの手にあまり、実際に出来上がったものは、とても貧弱なもので内心忸怩たる思いである。それでも、彼の豊かな思想の片鱗でも紹介することが出来れば幸いである。

　　　2017 年 9 月

　　　　　　　　　　　　　　　　　　　　　　　館　　直彦

謝　辞

　本書を可能にしてくれたたくさんの方々に感謝する。とりわけ、私が教師やスーパーヴァイザーや同僚らから何十年にもわたって学んできたことを振り返る場合はなおさらである。その方々の名前を単に列挙することが正しいとは思わないが、統合失調症の人たちは分析可能であると常々考えている英国の分析家たちに非常に多くのことを負っている。

　私が精神病の人たちと協働してきた以下の機関には特別な恩義がある。カリフォルニア州オークランドのイーストベイ・アクティビティセンター (EBAC)、ボストンのベス・イスラエル病院精神科、ロンドンの個人相談センター、それとマサチューセッツ州ストックブリッジにあるオースティン・リッグス・センターである。アーバーズ協会（ロンドン）およびフィラデルフィア協会（ロンドン）のスタッフや訓練生にスーパーヴィジョンをしていた頃にも感謝している。ローマ大学児童神経精神医学研究所では20年間にわたって教育とスーパーヴィジョンをしてきたが、そのおかげで、多くの精神病の児童や青年の入院治療に数年ものあいだ携わることができた。カンザス州トピーカのメニンガー・クリニックでは客員研究員として働けたことに感謝している。

　並外れて熟練した人たちの助けがなければ、この種の作業を外来で引き受けることはできなかっただろう。そうした専門家のうちのひとりはロンドン在住の家庭医で精神科医でもあるが、私が担当する精神病患者のほとんどの方に「医療保障」を提供してくれた。私は彼を「ブランチ先生 (Dr. Branch)」と呼んでいる。さらに、1970年代には、患者の家族や友人たちだけでなく、ソーシャルワーカーによる地域チームの助けも得られ、彼らは患者のつらい時期を支えてくれた。私が担当した統合失調症者の中には入院した方もいる

が、そのチームの専門的意見のおかげで、私たちが担当しているあいだもそれ以降も、誰も再入院しなかった。私はこの患者−チームのアプローチを、非−精神病の人たちに起こる急性の破綻に関するもう1冊の本（『落ちる前につかまえろ：破綻の精神分析』未邦訳）の中で議論した。しかしそのチームはもう一方で、施設ケアや入院治療が必要であるような人たちと関わる際にも、私の助けとなってくれた。

　サラ・ネトルトン（Sarah Nettleton）に感謝したい。彼女には本書の編集作業のあいだ中、鋭いコメントと意見と世話をいただいた。モリー・マクドナルド（Molly McDonald）には、編集の手伝いをしてもらったことにお礼を言いたい。編集者のレスリー・ガードナー（Leslie Gardner）は、本書に関わっていただいたこと、忍耐強く待ってくれたことや彼女の分別にお礼を申し上げる。イェール大学出版局の編集長、ジェニファー・バンクス（Jennifer Banks）にも感謝したい。彼女は常にサポートしてくれた上に、本書執筆中に持ち上がった様々な問題に関して思慮に富んだ話し合いをもってくれた。

　心理学者であり精神分析的心理療法家でもあるフィンランド人の若者、テイヤ・ニッシネン（Teija Nissinen）とアントット・ルフタヴァーラ（Antto Luhtavaara）のふたりにもお礼を申し上げる。彼らは、統合失調症者は積極的な心理療法によって最良の援助が得られるという確固とした信念を、フィンランドの素晴らしい伝統として維持し続けている。またふたりには本書の第一稿と最終稿に目を通してもらい、忌憚のない鋭い論評をいただいた。

　シカゴ精神分析ワークショップでは、今世紀初めの10年間に提供された数多くのアイデアを議論できたことに感謝したい。また、ピッツバーグの心理療法家グループ「Keeping Our Work Alive（我々の作業を生かし続けること）」とその

コーディネーター、ビル・コーネル[1]にもお礼申し上げる。彼らは本書中の臨床的アイデアを提示してくれるためにある週末を費やしてくれた。ロサンゼルス精神分析研究所・協会（LAISPS）は、この話題に関する1日限りのカンファレンスでお世話になり、そこでは貴重な反応を得られた。とりわけ感謝申し上げる。

　30年間、毎年夏にはスウェーデンのアーリルド（Arild）で、ウッラ・ベジェルホルム（Ulla Bejerholm）が組織し座長を務める、25名のスウェーデン人分析家および心理療法家のグループと会っていた。本書のアイデアのすべては数年にわたってそのグループに提示してきたものであり、彼らの親切で知的な応答に対して限りない感謝を申し上げたい。

1　William F. Cornell はピッツバーグ在住の交流分析家。

謝　辞

読者への覚え書

　本書は、統合失調症の人たちといかに協働するかに関する私の理解の推移をたどっており、そこには教師やスーパーヴァイザー、同僚、友人らから得た説明もたくさん入っている。関連のある歴史的事実も含まれてはいるが、その他の点では患者とその生活史に関する記述は、秘密保持のために脚色してある。とはいえ、患者のひとりひとりは、私が協働した実在の人物であり、本文中で報告されている会話には手を加えていない。臨床ビネットは正確なものであり、精神病的過程および統合失調症的過程について何がしかを私たちに教えてくれるという理由で提供されている。こうした関係性についての心理学的および情緒的真実が読者の皆さんに伝わるであろうことを願っている。

目 次

監訳者まえがき ……………………………………… 3
謝　辞 ……………………………………………… 5
読者への覚え書 …………………………………… 8

序　章 ……………………………………………… 12

第1部

1 ｜ 壁にぶつかって ……………………………… 25
2 ｜ アメリカの狂気 ……………………………… 41
3 ｜ 凍結精神病 …………………………………… 53
4 ｜ フリースピーチ ……………………………… 65
5 ｜ 魔法のベンチ ………………………………… 72
6 ｜ 独特な論理に耳を傾けること ……………… 83
7 ｜ こころを吹き飛ばす思考 …………………… 93

第2部

8 | 歴史から神話へ ……………………………… 107

9 | そっとしておくこと ……………………………… 113

10 | メタ性愛 ……………………………………………… 117

11 | 声が聞こえること ……………………………… 123

12 | 知っていると想定すること ……………………… 131

13 | こころを隠すこと ……………………………… 146

14 | 考えをはぐらかすこと ………………………… 163

15 | 身体的な表現 ……………………………………… 172

16 | 頭を働かせなくすること …………………… 184

第3部

17 | あなたはどこから来たの? ………………… 193

18 | 変化 ………………………………………………… 206

19 | 離島のルーシー ………………………………… 213

注釈つきの参考文献 ……………………………… 225

索引 ……………………………………………………… 235

訳者あとがき ………………………………………… 239

太陽が破裂するとき

統合失調症の謎

序　章

　1960年代半ば、カリフォルニア大学の学生だった頃に私が情熱を傾けていったのは、フリースピーチ運動、次に反戦運動、それから偶然にもブラックパンサー党といった運動でした。同時期に歴史を専攻しており、とりわけ熱中したのは17世紀初頭で、後にボストンとなる村に住みついた数名の清教徒的異端者（Puritan miscreants）の生活について研究していました。
　そうした慌ただしさの中で、私に症状が現れてきました。突然高いところ、特に階段の吹き抜けが怖くなってしまい、自分でも戸惑いました。意識的には自殺したいと思うことは全くなかったのですが、衝動的に飛び降り自殺をするのではないかという考えにとらわれていました。それからまもなく、私は大学の健康センターにある精神分析家のオフィスに座っていました。
　週1回、2年間の心理療法を終えましたが、そのセラピーのおかげで私の人生は変化していました。フロイトが発明した自己発見へと至る好奇心をそそる小道を通じて、そしてとりわけ自由連想を通して、諸々の症状の意味が明らかになりましたし、そして自分でも驚いたことにそうした症状は表に現れている内容とは全く関係がなかったのでした。こころというもののなんと不可思議なことでしょうか。セラピーを受けているあいだに、精神分析の本を読み始め、そこに真実の豊かな宝庫と、そしてより重要なことですが、私に新しい展望を切り開いてくれた無意識的現実に気づく方法を見出しました。これらの観点を17世紀ニューイングランド清教徒の心理学的葛藤についての卒業論文に応用しましたが、そのとき以来、精神分析は私の知的生活の一部となりました。
　そこから徐々に、フロイトや古典的な精神分析テクストのほとんどを読破しました。しかしそこに書かれてあることと私自身の経験とのあいだにギャップを感じていたため、私は、精神分析という名の魅力的なプロジェクトを

追い求めるべく、精神分析の研究ではなく、臨床の仕事を始めることにしたのです。

　精神分析は、20世紀に発展したものです。それは、人の人生の浮き沈みについて観察し注釈する新しい立場です。生涯にわたる仕事の中で分析家が得る恩恵は、多くの魅力的な人たちと出会うこと、そしてパーソナルに変形的（transformative）である自己分析の作業を共有することです。

　精神分析家が出会う相手の中でも、統合失調症者ほどこころを引きつける人はいません。

　たまたま私は、自分のキャリアを自閉症児や統合失調症児相手の仕事からスタートしました。その一方で、当初から私にはわかっていましたが、統合失調症者とともに作業することは、人であることの謎や正気を失う可能性について研究することでもあったのです。

　本書では年代順に私のキャリアを追っていくつもりです。私は自分自身の臨床経験から学びえたものを重視してはいますが、一方で訓練中の数年間に受けたセミナーやスーパーヴィジョンにも私の理解は影響を受けています。ですので、ここで表明されるいくつかの視点は、さまざまな方法で、色々な人たちの教えを反映しています。とりわけ、ウィルフレッド・ビオン、R・D・レイン、ハンナ・シーガル、ベティ・ジョセフ、ハーバート・ローゼンフェルト、アンリ・レイ、レスリー・ソーン、そしてジョン・スタイナーといった人たちです。

　メンタルヘルス分野のエキスパートになれる人なんてまずいないでしょう。人とかかわる仕事をする人たちは誰でも、その働きは学生と大差ないものなのです。もちろん私たちは本で勉強し、セミナーを受講し、スーパーヴィジョンを受けていますが、人の一生というものはそれほど長くはないので、どの臨床家も、躁うつ病であれ、パラノイアであれ、統合失調症であれ、そうした様々な「障害」のうちのいずれかについてすら、その意味を真に理解したと言えるようにはなれません。とはいえ、私たちにできることは、自分たちが学んだと思うことを次代に伝えることですし、そうした考えから本書は企画されました。

序　章

統合失調症者と話したことがあるほとんどの人たちはすでに気づいている
ことでしょうが、これらのことは、症状にとらわれることによる混乱やあるい
いはキャラクターパターンのぼんやりした繰り返しに由来する病気を持つ人
との会話ではなく、人間の知覚の辺縁に存在しているような人との会話のよ
うに感じられるということを私は知っています。LSDを飲んでみれば、通常で
は絶対に知覚しないであろうものを見るでしょう。統合失調症者になると、
ドラッグの助けなしにこうしたものを見るのです。

　言い方を変えれば、統合失調症は謎めいているのです。

　本書は教科書ではありません。そのテーマに関する広範な文献を提示する
ものでもなければ、それを取り巻く数えきれない諸問題──つまり、病気が
発症する原因に関する理論から、どうやって治療されるべきかに関する多く
の異なる観点に至る、さまざまな問題──を扱うのでもありません。（そして
私は、フロイトの主要な貢献についても、あるいはパウル・フェダーンのようなフロイト
の同時代人の貢献についても、議論しません。）しかしながら、英語で書かれた統合
失調症に関する主な業績の一部は、巻末の「注釈つきの参考文献」で見るこ
とができます。統合失調症に関する最近の臨床研究に興味がある方には、「精
神病への心理社会的アプローチ国際協会（ISPS）」（かつては「統合失調症および他
の精神病の心理的治療国際協会」と称していた）のサイト、www.isps.org. をお勧めし
ます。ラウトレッジ出版社は、ISPSの後援で、ブライアン・マーティンデー
ル編集による素晴らしいシリーズ本を出版しており、それを読めば、最近の
読者は予備知識を得て、統合失調症の心理療法についての関心を取り戻すこ
とができるでしょう。

　本書は、最近の姉妹書、『落ちる前につかまえろ：破綻の精神分析（*Catch Them
Before They Fall: The Psychoanalysis of Breakdown*）』（2013，未邦訳）の続編です。急性期の精神
状態の治療に関するテーマのいくつか、とりわけ、精神分析家が患者と協働
するのを援助してくれるような専門家チームを招集する必要性については、
全く同じです。

　私は、統合失調症のあり得そうな原因について議論することを差し控えてき
ました。これに対する答えを知らないのです。私にとってその問いは、人類

が存在することの原因を問うようなものです。それでもなお、本書ではある
テーマが明らかになります —— それは著書『性格になること（*Being a Character*）』
（未邦訳）ですでに議論しました。そのテーマとは、子どもであるということ
は、自己が通常耐えられないほど複雑であるようなこころの状況に長く持ち
こたえることだ、ということです。たとえ私たちの世界を取り巻く境遇がど
れほど謎めいているとしても、たとえ両親やその他の人にどれほど邪魔され
ようとも、結局のところ、圧倒するような内容を作りだすのは私たちのここ
ろそれ自体なのです。そうすると、首尾よく正常でいるためには、私たちは
むしろ自分自身のこころの機能を落とす（dumb down）必要があるのです。

　統合失調症者との作業で私が教わったのは、こころの複雑性に対する防衛
が破綻するときには、あまりにも多くの突破口が開かれる、ということで
す。多くの自己は屈服します。しかし、多くは回復しますが、それは、人が
存在することを単純にする提携 —— たとえば、結婚、ワーク・ライフ、家族
を養うこと、など —— によってひとまとまりになろうとする総体的な人間の
傾向によるものです。統合失調症的ポジションというのは、日々の繰り返し
という慰めの中に自己が留まっていたのにそれが突き破られてしまう場所で
あり、そのために意識は、思考過程の複雑性と無意識的機能の生の素材、そ
の両方に直面することになるのです。

　私は統合失調症の鑑別診断については議論しません。子どもたちとの作業
について書いているとき、私は1960年代に用いられた現象学的区別に忠実で
す。それは、自閉症児は言葉を話したり視覚的に他者と交流したりしない。
統合失調症児は言葉を話すし交流するが、現実世界を精神病というレンズを
通して受け取る、というものです。自閉症児の中には、私の患者だったニッ
クのように、話し言葉や関係性を通した交流に出てくるものもいます。その
当時はまだ、そういう子どもは自閉症（autism）と診断されていましたがその
理由は、統合失調症児と違って、彼や彼女は非‐精神病的なやり方で現実を
知覚できたからです。自閉症的自己（autistic self）は、思春期（adolescence）や青年
期（young adulthood）になる頃までには、統合失調症と診断された子どもたちよ
りも精神的にも関係性的にも十分良い状態であることがはっきりしてくるの

です。

　私は、「アウトカム研究」を提供したいと思っているわけでもありません。統合失調症の人たちとの協働で、私はどれほどの成功をおさめたのでしょうか。他の臨床家たちが精神分析を使用する際にそれがいかに効果的かについて、私は何を観察しているのでしょうか。こうした質問にしっかり答えられたらと思いますが、私にはできません。事実は単純で、ほとんどの場合、ひとつの精神分析が終結した後、私がその被分析者に再び出会うことはないからです。その後うまくやっているかどうかを報告し続けるよう被分析者にお願いもしていませんし、過去の患者で連絡を取り続けてくれる人たちもめったにいません。

　そのかわりに、私は統合失調症的過程のいくつかの重要な側面に集中するつもりでいますし、その過程はより広範な全体像を理解することに面白いくらい直接的に関連していると私は思っています。

　成功だったと私が考えるような分析の後、統合失調症の人はどのように見えるのでしょうか。この質問に即座に応えることはできませんし、それは、非−精神病の被分析者に向けられることのある、「この分析から何を得ましたか？」という質問に対する答えがないのと同じようなことです。統合失調症者も、そうではない人たちと同じくらいイディオム（idioms）は様々に異なりますが、もしその患者が幻覚や精神病的防衛を追い払い、非−精神病的なやり方でつながりを持ったり機能することができ、そしてもうこれ以上は統合失調症であることの心的苦痛に苦しむことがなければ、それは成功した分析だと私は考えています。統合失調症的破綻に陥ったことのある人はその体験を忘れるだろうとは私は考えていませんし、誰もそのことから完全に逃れられないのだと思います。それは、人がそのことを思い出したりそれに影響を受けたりすることがもはやない段階まで、子ども時代から回復することができないのと同じことです。ともあれ、前回の統合失調症エピソード（幻聴、強固な妄想的引きこもり、無言症）から15年ほど経過している、ある統合失調症者の言葉をここで引用しておきます。彼曰く、「まぁ、ぼくは以前、統合失調症者（schizophrenic）だったけど、今じゃただのスキゾイド（schizoid）だと思ってま

すよ。」

　この主張に対するいわば裏打ちを私は提供できないかもしれないですが、それを読者の中には欲しがる人もいるでしょうし、たいしたものではないとはいえ、そのエビデンスは本書の中に書いてあります。私は、統合失調症者についての考え方や患者といかに協働するかの実例を提供していますし、その結果、統合失調症の人たちと協働する際の多くの異なるイディオムについて、明確な全体像を提供できていればと願っています。読者は、私のアプローチのメリットについて、ご自身の結論に至ることでしょう。私の目的は、統合失調症を考え直すことへと注意を促すことなのです。

　人文科学にもとづく意見と自然科学にもとづく意見とを区別することは、役に立つかもしれません。カリフォルニア大学で精神史を教えていたカール・ショースキー[2]は、人文科学においては、普遍的な結論はしばしば、ひとつの仕事の詳細な吟味から得られる、と述べています。科学はそれとは異なる方法で、認識論的なものにアプローチします。科学者は、他の科学者たちによって照合可能であるごく特殊な現象を追求するための網を広く張ることによってのみ、普遍的真実を主張しているのです。

　フロイトは、個々の事例史をひとつひとつ研究することで、こころについての複雑で普遍的な仮説にたどり着きました。同様に、人文科学の学者たちは、『ハムレット』のようなひとつの演劇作品についての研究の方が、心的生活に関する数多の科学的研究よりも、心的葛藤についてより多くのことを教えてくれる、と主張するでしょう。科学的エビデンスと学問的エビデンスとは、たとえ用語が双方の領域で使用されていたとしても、同じものではありません。学者たちは、自分たちの主張の信頼性によって判断されますし、もちろんそこには一次資料を使用していることも含まれます。統合失調症に関して何百というエッセイが書かれていますし、『ハムレット』についても同様です。『ハムレット』を検討する際の新しい「エビデンス」は、ふつうは芝居を新しい側面から観ること、つまり、以前には考慮されなかったテクスト解

2　Carl Schorske（1915-2015）　アメリカ・ニューヨーク生まれ。専門は文化史。

釈から生まれてきますし、そしてそれは、芝居や人間心理についての全く新しい何かを学ぶという体験を読者の中に喚起するのです。

　ほぼ100年間、多くの精神科医、心理学者、精神分析家たちが、統合失調症の人々の治療で協力してきました。これら専門家たちの中には、他のアプローチに対してのよくある敵意ある態度に固執することによって絶縁状態のままの人もいますが、たいていの場合、病院やクリニック、そこから枝分かれした個人開業オフィスなどは、専門家間の実り多い協力を生み出しました。

　しかしながら、現代精神医学のいくつかの学派および精神薬理学は、統合失調症は遺伝的に決定されている —— つまりは、維持的薬物療法および随時の入院加療の組み合わせによってのみ治療され得る —— ということを主張していますが、そうした強力な宣伝活動に気づくのは、メンタルヘルスの専門家でなくてもいいのです。そちら側の見解に立つと、どんなに意味のある調査も、それぞれ複雑に入り組んだ統合失調症にぴったりの薬物を見つけるという方向に行ってしまうに違いありません。

　重篤な精神障害に起因するもろもろの問題に対して生物学的な解決策を探し求めることは、精神分析家も含めて、あらゆる専門家たちを惹きつけてきました。フロイトも、最終的にはあらゆる精神状態に対する生物学的な解決策が発見され、それに伴って精神分析は不要になる、と信じていました。

　私の考え方はそれとは違いますが、本書の読者にとって重要なのは、たとえ私の統合失調症者が投薬を受けていなくても、睡眠薬は時には役に立つのだ、ということを知ることです。「頓用」としてのベンゾジアゼピンもそうです。多くの人たちは、現実の出来事にこころをひどくかき乱されるといけないので、ポケットにヴァリウム[3]を入れておくことで安心するのです。

　しかしながら、こうした別の治療法のいずれも、日々のマッサージ —— 私の患者たちがそれに耐えられるとしたら、彼らと作業する上で非常に役に立つものです —— のような、ボディセラピーほど役に立つわけではありません。

　あいにく、当節入院している統合失調症者の多くは、強力な抗精神病薬に

3　ジアゼパムのアメリカ合衆国での製品名。

よる薬物治療を受けていて、活力を低下させるようなカクテル処方のまま退院させられます。患者のゾンビみたいな状態は、心的他者性（mental alterity）によるものではなくむしろ薬物療法の結果によるものなのです。

入院歴のある統合失調症者に関する追跡調査では、長期維持療法としての薬物療法や、繰り返しの入院加療が効果的であると証明されているのは確かです。一定の行動修正が見られるのでしょうし、それは明らかなものなのでしょう。しかしながら、統合失調症の「再発防止」や症状コントロールと薬物を用いることで複合的に取り組んでいる医師や精神科医、心理学者、精神薬理学者その他によるコミュニティは、次のような問いを投げかけることができないのかもしれません。つまり、その代償は何か、という問いです。

過去および現在における統合失調症の運命に関する悲劇のひとつは、この分野では自分たちは専門家だと考えている人たちが下す「閉じ込めておけ（throw the key away）」という最終判断です。昔は、患者は病院に隔離され、多くはそこで残りの人生を過ごしたのに対して、現在では、向精神薬による監禁（psychotropic incarceration）により苦しむ傾向にあります。必要なのは、患者が症状から抜け出せるような方法を見つけることです。症状とその人は多くの点で全く同一であること、そして、薬物療法は人間的側面を根こそぎにすることにもなりかねないことが、頻繁に無視されています。

統合失調症を抱える人たちは、入院する必要もあるかもしれません、あるいはこころの有用な部分を再発見するために薬物療法という形式をとる必要があるかもしれません。しかし、薬を服用することなく、そして決して入院することなく、統合失調症者との協働に成功することもまた私は十分に知っています。私は、投薬治療なしで統合失調症者と作業している唯一の精神分析家では決してなく、このことがすべての事例で可能であろうと主張する立場にはありません。

さらに非常に重要なことは、「生成的（generative）」である治療アプローチとそうでない治療アプローチを区別することだと、私は考えています。

統合失調症の始まりにはひとつのこと —— ある決定的な要因 —— があり、それが不可欠なのは、それがその人が生き残って発症過程を逆戻りさせる機

会を持てるかどうかに関わるからです。とても大切なことは、その発症しかかっている人が、長時間、おそらく１日に何回も、何日も、できれば何週間も、話しかける相手がいる、ということです。

　残念ながらその数はわずかですが、いくつかの病院がそうした患者と積極的に協働できるプライマリー・セラピストを配置することで、この種のケアに近づこうと何がしかを提供しています。しかし、精神医学や精神薬理学は、いわゆる「談話療法」を毛嫌いしているため、統合失調症者は、たまに精神科医と短いお喋りをする以外は、人との関係から孤立することがよくあります。

　このアプローチが辿りつく悲劇的で皮肉な結末とは、その患者はその後、統合失調症そのものと類似の過程──つまり、過激な監禁、こころを変えさせるような行動、人間性のはく奪、隔離──に遭遇する、ということです。

　このようなやり方は必要ありません。しかし現在私たちは、こころが大脳の単なる同義語と見なされがちな時代に生きています。実際、精神的な問題は神経学的に介入することで解決できるという考えは、ラジオ番組をラジオそのものと混同するくらいばかげたカテゴリーエラーです。統合失調症の人に人道的なルートを提供するつもりであれば、私たちは直接的、積極的で、かつ期限を限定しない心理療法を提供する必要があるのです。

　私たちは皆、語り（talking）の英知を知っています。困った状況になれば、他者に助言を求めます。耳を傾けてもらうことで、自然と新しい視点が生まれますし、そうして得られる援助は、言われた内容にだけあるのではなく、無意識的思索を促進する語りの治療過程に本来備わっている人間的つながりにもあるのです。

　困った状況に陥ったときに、共感的な他者に語りかけることは、治癒力のあることなのです。

　私たちは皆、そのことを知っています。私たちはそれを実行しているのです。それが役に立つことを証明しようとするアウトカム研究は必要ありません。しかしながら、その最もひどい精神的で実存的な困難のあいだ自己を助けるというまさにこの昔ながらの方法こそ、統合失調症の人には全くと言っ

ていいほど与えられなかったものなのです。

統合失調症発症の初めの数週間に積極的な心理療法を提供できるならば、臨床家たちは、非‐精神病的機能へと戻る変形を目撃するという良い機会に恵まれるでしょう。

積極的なセラピーは効果があるのです。

統合失調症は思春期においてはほぼ不可避と言えるくらいの出来事ですので、積極的なセラピーはその発症を逆戻りさせる上でとりわけ効果的です。神経性無食欲症者と同様に、統合失調症者も、子どもから大人への移行に失敗します。つまり、何かがうまくいかないのです。しかし、まさにこの期間に自己がゆらぐために、彼らは向きを変えて人生への通常の道程を再発見することも可能なのです。ですから、彼らはあらゆる混乱に対して非常に脆弱ではありますが、この被影響性ゆえに、治療的変化に対しても彼らは特有の形で開かれているのです。

本書全体を通じて、私は、統合失調症者と「正常な人たち（normals）」とを対比させています。これには異論の余地があるかもしれませんが、この区別を用いる理由は、それがまさしく、統合失調症者が自らを体験するそのやり方であり、彼らが生きている人生だからです。患者たちは、自分が正常ではないことを知っており、ふつうの生活にあこがれています。他のすべての人たちと異なる ── 患者たち自身の過激なヴィジョンは、他の誰よりも、私たちの規準に対するより大きな、そしてより生成的な挑戦をもたらします ── がゆえに、患者たちの目的は、ふつうであるという無上の喜びに没頭することなのです。

本書は3部に分かれています。第1部では、私が仕事を始めた最初の数年間に統合失調症の児童および成人から学んだことを解説します。第2部は、理論の中心を探求します。統合失調症者がどのように考えどのように行動するかについて、いくつかの側面を説明したいと思います。第3部では、統合失調症の心理療法について論じます。

統合失調症者と作業するという課題は、私の考えでは、依然として人間についてのさらなる研究の入り口にとどまっています。おそらく、フロイトに

序　章

とって夢がそうであったのと同じ意味で、私たちの時代にとってはこれがそうなのです。そういう意味では、本書は、深層心理学に興味のある読者や、人間に関するより悩ましい神秘に興味のある読者に向けて書かれたものです。

　本書を以下に捧げます。私の統合失調症患者の皆さんに、彼らの苦境に対する際立って創意に富む解決法に、そしてとりわけ、彼らのこころからの勇気に。

第1部

1
壁にぶつかって

　1960年代、イーストベイ・アクティビティセンター（EBAC[4]）は、カリフォルニア州オークランドにある丘に寄り添うように建っていました。わずか数百ヤード下方にはモルモン教寺院のスフィンクス像がそびえ立っていて、ベイエリア地区から容赦なく吹きつける海風にさらされて色あせた緑色をしていました。センターの正門を子どもたちが通り抜けると、左手には工作室が、右手には教室と事務室がありました。そして前方には運動場へと続く幅の広い歩道がのびていて、そこからは遠くの方にまぶしいほどに光り輝く、西部開拓時代の力と富の象徴の記念碑であるサンフランシスコを見ることができました。

　運動場で遊ぼうと駆け込んでくる子であろうと、迫りくる悪魔から逃げるために大急ぎで走りこんでくる子であろうと、はるか向こうに広がるパノラマの予想を超えた驚くべき眺望に、子どもたちはびっくりするのです。世界をはるか遠くに望み、EBACは誰もたどり着くことのできない理想郷のようにくっきりと建っていました。

　平日の学校は朝9時ぐらいにはじまり、午後2時頃には終わりました。5歳から12歳の子どもたちにはすべて「プライマリー・セラピスト」か「カウンセラー」の担当がついていて、スタッフも子どもたちも全員、お互いのことを知っていました。この施設には約30人の子どもたち、7人の常勤スタッフ、そして大勢の非常勤職員（多くはカリフォルニア大学バークレー校の学生でし

---

[4] 現在は"East Bay Agency for Children"に名称変更し、所在地も街側に移っている。

た）がいて、非常勤職員は子どもたちへの特別支援を提供していました。私は23歳で、バークレー校で歴史学の学位を取って卒業したばかりでした。私は臨床の世界の「困難な場所（deep end）」に放り込まれました。というのも、精神病的な子どもたちと共にした２年間は、その後も続く奥深く恒久的なものへの洗礼（baptism）だったからです。

　毎日は同じ日課で始まりました。

　両親が広い正門のところで車から子どもを降ろすあいだ、ほとんどの職員は正門の内側に立ち、自分の担当する子どもが来るのを待っていました。子どもたちはそれぞれのやり方でこの門を通り抜けて行きました。アンソニーがフェンスの外側にしがみついていると、担当セラピストは初め金網越しに話をしますが、結局は、うまくなだめて彼にしか見えない線を越えさせ学校の運動場へと向かわせるのです。トミーはエントランスに突っ立ったままでいることがありました。大丈夫だと思えば一種の視覚監視を行うのですが、それはまるで、何か報告のようなことをするのに備えてその施設を調査しているかのようでした。大丈夫でないときには、握りしめた片方の手をヒューという音とチクタクした動きで前後に揺すると、学校の中に駆けこみ、角を曲がって姿をくらましてしまいました。担当セラピストは、毎回トミーが彼の横を駆け抜けていけるように立ち、「おはよう、トミー」と声をかけるのでした。トミーのチクタクした動きの速度を落として、彼を言語の世界へと連れ戻すには、数分を要しました。

　私は若いポーランド人のニックという子の担当でした。他のセラピストたちと同じように、朝、彼が車からどんな風にして降りてくるかを観察することが重要だとわかりました。そうすることで、その日がどんな朝になりそうかがわかるからです。たとえば、こわばった笑いを浮かべて目をぱちくりさせて車から降りてきた日には、ニックが入口を走り抜けて私のむこうずねを蹴って唾を吐きかけると、私が彼の腕を捕まえない限りすぐさま近くにいる子どもを襲うことになるだろう、と予測できました。捕まえたら彼を校庭に連れて行き、急いで右に折れ、腰を下ろして「ぼくたちだけの壁」に寄りかかり、彼を抱きしめるのです。

いったん座り込むと、彼は抵抗するのをやめます。しかし、ぶちのめそうとしていた相手のことや、そうしようとした理由、そして私が彼を絶対に止められないということを、延々と話し続けるのでした。

　またある時には、たとえニックが車から降りる際にこわばった笑いを浮かべたり目をぱちくりさせていなくても、両手を振っていたならば、彼が玄関を左に曲がって工作室に駆け込み、工作の先生をどつこうとする —— この先生はニックが走りこんできては殴りかかってくることに慣れていました ——ということが予測できました。また、ニックが眉をひそめて車から降りてくる日もあって、そういうときの彼は前後左右を見まわしたり、何度も振り返ったりするのです。そういうとき、彼はとてもおびえていて、できるだけ早く私に校舎の中へ連れて行ってもらいたいのだと、私は理解していました。私たちは彼のお弁当箱を特別な場所に押し込み、それからニックはラリーを見つけなければなりませんでした。

　ラリーは並はずれた子どもでした。10歳にしては異様に背が高く、毛先があちこちを向いている長いブロンドの髪をしており、そのために彼の醸し出す気まぐれな雰囲気がさらに増しているのです。彼は、学校生活を現在進行形の漫画版として保持していました。朝登校すると、その日に漫画の登場人物へと変形されることになっている人のところへ行き、自分の人差し指をなめると相手の額に優しく触るのです。それはまるで宗教的な瞬間のようで、彼から逃げようとする子どもはいませんでした。子どもたちは、彼が魔法をかけたことがわかっていましたし、彼が次に何をするかもすぐにわかるのでした。彼はこう言うのです、「これは運命のいたずらだ！」と。

　だからニックは、ラリーが自分に良い一日を授けてくれるか、さもなければなんらかの恐ろしい状況へと送られてしまうのではないか、ということを知りたがっていました。もし後者であれば、問題なのは、ニックがこのセンターで一日をやり過ごすことができるかどうか、ということなのです。

　EBACのセラピストたちは、時間をかけて、子どもたちのこころの状態を示す暗号化されたサインを読み解いていきました。これは簡単なことではありませんが、不可能ではありませんでした。それはつまり、子どもたちのボデ

ィランゲージを読み取ること、簡単な身振りがどのように子ども個々の記号体系の一部になっているかを学ぶこと、それから子どもたちがそれぞれの恐怖を克服できるように身体思考（body thought）を言語へと翻訳する方法を見つけることなのです。重要なのは、子どもたちはばらばらになって（fell to pieces）しまうとたいていはすぐに帰宅しなければならないので、そうなる前につかまえることでした。私たちスタッフは皆、実にたくさんのことを読み違えました。子どもたちはお互いが全く異なりますし、それは私たちも同様です。またその子たちと一緒にいるための既存の方法などないのです。周囲に示す彼らの反応は、自分たちが何者であるかを私たちに教えてくれる彼らなりの方法だったのです。

　ニックと作業する中で、私は精神分析家のヴィクトール・タウスクが統合失調症者の「影響機械」として書いたことを理解するようになりました。[原注1]ニックは、「糸巻きをきちんと調弦しなきゃ」とよく言いました。彼は寝室にある前後に揺れながら時計回りに動く振り子について教えてくれました。その振り子がうまく動いていれば、何事もなく１日で１周します。うまく動いていないと、ドミノ倒しが始まる、つまりニックにとっては物事が制御不能になってしまうということなのです。

　ニックがばらばらになりそうになったとき、何回かは彼の両親を呼ばなければなりませんでしたが、そうすると両親が迎えに来て家に連れ帰り、寝室の振り子を見せると、彼は回復することができました。電話で彼と両親がポーランド語で手短に話すと、わずか数分で迎えの車が学校に到着し、ニックはそれに飛び乗るのでした。

　ニックはセンター内で頻繁に自分の抑えがきかなくなり、他の子どもやスタッフを襲うことがありました。それを止めるために、私は両腕でニックを包み込んだまま地面に組み伏せ —— 彼はもうすぐ11歳で、私よりも背は５インチ[5]だけ低かったのですが、体重は私よりも重かったのです —— 、そうすると私たちが身体と身体でわかり合えていると感じられました。私は彼の蹴

5　13センチメートル弱。

りや唾吐きにはそれまでも耐えてきましたが、建物に背を向けてふたりで芝生に腰かけ、時には１時間半も、まさしく文字通り彼の身体を押し付けられていました。そして彼も私の身体を押し付けられていました。抱きかかえているうちに、彼が落ち着いていくのが感じられました。

　激しい身体的攻撃の後、そして抱きかかえているときと、彼の話し方は変化していきました。朝、正門に入ろうとしたときは、彼は切れ切れの言葉で話していて、その後は不安げに目をぱちくりさせたり、手をひらひらさせたり、ひきつった笑みを浮かべたりしながら話すことがよくありました。彼の身体は恐ろしい不安を表現していたのです。ですが彼を抱きかかえた後は、体のリズムにのって自然と声が出るようになっていて、それはまるでニックはまず体の中から自分の声を見つけ出す必要があるかのようでした。

　ニックがEBACに入ったばかりの頃は、古典的な自閉症状態でした。言葉を話し始めたのはそれから数年経ってからでした。私がニックと作業し始めたとき、EBACの臨床部長だったフランキーは、彼は「共生期」にいるのだと教えてくれました。彼女が言おうとしていたのは、ニックはいまだに精神的には自閉状態にあるが、ハンガリー生まれの偉大な精神科医マーガレット・マーラーの用語によれば、「孵化」しつつあるのだということでした。臨床的に疑問だったのは、彼がその段階にこのままとどまり続けるのか、あるいはさらに十分に進展して思春期プログラムに参加できるようになるのかどうか、ということでした。このことのおかげで、彼はナパ州立精神病院に行かずに済んでいましたが、もし私たちがうまくいかなければ法律によって彼を収容しなければなりませんでした。ナパは大量の薬物療法によって植物化される未来を意味している、と私たちは考えていました。言うなれば、人生の終着点です。過去、この悲劇にみまわれた子どもたちを私たちスタッフは知っていましたし、私たちが成功しなければその恐ろしい予感は現実のものとなるのです。

　EBACはオークランド空港へとアプローチする飛行経路上にありました。私たちがいるところは、バークレーヒルズの頂上に近い場所にあり、しばしば飛行機が頭上およそ5000フィート上空を通って、湾沿いおよそ５マイル先

の滑走路に降下していきました[6]。

　飛行機がその影を校庭全体に落としていくことがよくありました。逃げ場所を求めて走り回る子もいれば、恐怖で固まってしまう子もいたり、もちろんなんの関心も示さない子もいました。

　ニックは、この飛行機が上空を通過することをとりわけ不安がっていました。彼は私のところに駆けつけるとしがみついて離さず、あの飛行機はあそこで何をしようとしているのだと訊いてきました。私が、あの飛行機は空港へ向かっているのだと教えると、これはとても危険だと彼は言いました。これがどれほど危険なことか知っているかと。空を飛ぶのが問題だと言っているのかと思い、私は、それほど危険ではないと思うと伝え、これまで飛行機に乗ったことがあるのか尋ねました。彼は、「ない、ぼくは大きすぎるから。あれには絶対乗れないよ」と答えたのです。

　その後、ニックの両親から聞いたところによると、家族でフリーウェイを南へ向かうとき、つまり空港を通り過ぎるときに、毎回ある問題に直面していたということでした。空港に近づくと、ニックはパニックを起こして暴れてしまうので、そうなると視界から空港が見えなくなるまで、両親は彼を押さえつけ、目隠しをし、耳栓を押し込まなければならなかったのです。なぜ彼が飛行機のことでそれほどまでに苦悶するのか、誰にもわからないようでした。

　その後のある日、彼は笑顔をひきつらせて、私が嘘をついていると言いました。

　　　「本当のことを教えてくれなかったね、クリス・ボール？」
　　　「何のことだい？」
　　　「飛行機がどうなっちゃったのか知っているのに、ぼくには本当のことを教えてくれなかった。」
　　　「本当のことって？」

6　5000フィートは約1500メートル、5マイルは約8キロメートル。

「飛行機は着陸するときに小さくなるんだ。」

　私は唖然とし、最初は彼が何を言っているのかわかりませんでした。彼の説明では、飛行機は学校上空では大きいが、学校と空港のあいだのどこかに機械があって飛行機を小さくし、そうやって飛行機は着陸するのだ、ということでした。その後、私にもわかってきたことは、ニックは、家族と飛行場に向かう際にこの機械が自分たちのことも小さくしてしまうだろうと恐れていたのでした。彼はこれまで飛行機に乗ったことはありませんでしたが、その理由は、飛行場 —— それを彼は遠くからしか見たことがありません —— の飛行機は「小さなおもちゃのように」見えますし、その中に収まるには彼の体は大きすぎたのです。

　これは、認知的な問題ではなく心理的な問題です。彼は自分がどうしてこのような見方をするのか理解するのに私の援助を必要としていて、そのために私たちふたりはしばらくのあいだ、こころの中の飛行機で遊び、そしてついに彼は私の知っている現実を信頼するようになったのです。ある日、彼はとても誇らし気に、家族が飛行場の横を通ったこと、そして今では彼もパニックにならずにそれができることを、私に教えてくれました。

　自閉症児や統合失調症児は、私たちとはかけ離れた世界で生きています。そして、私がこのことをはっきりと理解したのは、校外学習に出たときのことでした。学校の外に出て子どもたちの集団を引率するのに最良の状況にあったとしても、「外の世界」を訪ねることは危険でいっぱいです。誰かがはぐれて迷子になるだろうか。けんかを始めるだろうか。際限なく耳障りにクスクス笑うことに夢中になり、子どもたちを取りまとめておこうとする引率者のあらゆる試みを無視するのだろうか。しかし、EBACの子どもたちと行ったある日の校外学習は、全く別の体験でした。

　EBACの新人たちがその校外学習に一緒に行くメンバーに選ばれたとき、自分たちが何に参加するのかわかっていませんでした。だから、最初スタッフから公共のプールに行く予定だと言われたとき、私はむしろ泳ぐことを楽しみにしていたくらいです。その後プールで、ひとり目の子どもがステップ

を降りて片足を水につけると、金切り声をあげたのです。「大丈夫よ、アンソニー」と、ボランティアカウンセラーのマリーが繰り返しました。「あなたの体には何も起こらないから。ほらね。」彼女は手を伸ばしてアンソニーの足に触れました。「さあやって、自分の足に触って、よくできたわ。」アンソニーは、呪文のように「足」という単語を繰り返し、何度も自分の足に触りながら、不安でいっぱいの笑い声をあげました。

　ほとんど同じことが、その他の多くの子どもたちにも起こっていました。初め、子どもたちが水に入るのになぜ悲鳴をあげるのかが、私には理解できませんでした。子どもたちは水のせいで自分が溶けていくように感じたのかもしれないと考えましたが、事実はそうではありませんでした。子どもたちの恐怖は、異なる種類のロジックを生み出していたのです。プールに入る際に自分の足を見ると、自分の体が水面下では歪んで見えます。子どもたちはこれを見たときに、水のせいで自分の体が曲がってしまったと思い込み、パニックを起こしたのです。

　子どもたちが考えていることはそれなりに筋が通ってはいますが、当然、実際には体はそうなっていません。私たちの反応としてはまず彼らの不安に共感し、その後に、それがどんなに妥当に思えても、正しくはないのだということを彼らに教えるのです。それでも、経験的な証拠がなければ、私たちが大丈夫と請け合っても役に立たないかもしれません。子どもたちは、何度も体を水の中に入れたり出したりして、自分の体がどこも変わっていないことを繰り返し発見することによって、自分自身の感覚と、周囲の大人が説く合理性、そして現実からくる証拠を、信頼し始めたのです。

　私は、もし思考の背後にあるロジックを発見できれば、あらかたの精神病的行動は理解可能である、ということを実感するようになりました。

　そして時としてそのロジックは、意図せずかつ痛烈におかしなものなのです。

　ある日、両親がお迎えに来て正門の外で待っているとき、ラリーがランチルームに駆け込んで行くのに私は気づきました。彼は、弁当箱を置く戸棚へと飛んでいき、扉を開け、自分の弁当箱を取り出し、ランチテーブルに行き、

弁当箱を開け、また閉じ、戸棚に戻り、扉を開け、弁当箱を中に入れ、扉を閉め、後ろに下がり、それからまた戸棚を開け、弁当箱を取り出し、部屋から飛び出して行ったのです。私は彼の後を追いかけながら、なぜさっきのようなことをしたのか尋ねました。「だって、遅れを取り戻さなきゃいけないんだ。」

私は唖然としました。

ある意味では、彼は正しかったのです。

彼はその日、自分のクラスが校外学習に行く予定でそこでは昼食が提供される、ということを忘れて、弁当箱を学校に持ってきていました。ラリーからすると、戸棚から弁当箱を取り出し、テーブルについて弁当箱を開け、また戸棚に戻す、ということをやっていなかったために、昼食を取り損ねたことになっていたのです。その時点では、そのいつもの行動は現れていませんでした。そこで彼は、その日学校が終わるときにこの手続きを進め、「遅れを取り戻そう」としただけなのです。

時には、子どもたちが私たちと形勢を逆転して、彼らの推論方法の方が正常なものより勝ることもあります。これが起こったのは、私たちが教会を訪れたある日のことでした。ぶらぶら歩きまわって教会の座席や神聖な場所を探索した後、牧師さんに謁見しました。「神様ってどんな姿してるの？」とニックが尋ねました。牧師さんは、神には我々のような姿形はないがどこにでもおられる、とおっしゃいました。ニックはたたみかけました。「何にも似てないなら、どうして神様がいると言えるの？」牧師さん曰く、「神に対する私の信仰を通して私のこころの中に神はいるのであり、それは私が神の御前にいることを許してくださるやり方なのだよ」と。「それなら、牧師さんのこころの中に神様が**いなけれ**ば、神は存在しないってこと？」とニックは尋ねました。

その牧師さんは、今やいくらかまごつき、混乱していました。一方のニックも、明らかにオロオロし始めました。ニックやおそらくその他の子どもたちの何人かも、なじみのない形態の精神病を目の当たりにしていると感じたのです。牧師さんは、ニックの最後の質問に答えられなかったことが、そし

て牧師自身の信念体系にあるいくつかの信条が、ニックを混乱させているのだ、ということを理解しました。牧師さんは単に信仰心のない人に直面したのではありませんでした。EBACにいるその他の子どもたちもそうですが、ニックは、「私たち（we）」（子どもたちがとても信頼をおいている大人たち）という言い方には少なくとも、私たちがするようなやり方で機能しているいくらかの根拠が含まれている、ということを必死に信じる必要があったのです。ラリーのお弁当箱に関する型にはまった行動のように、牧師に対するニックの質問は、物事をとらえる従来のやり方に対するとても見事な挑戦なのでした。

　私たちは正気であると信じたい欲求は、精神病的な子どもたちと作業する上での、おそらくは最も感動的で、最もはかない特徴です。そうした子どもたちは、正気であることがどういうことか決してわからないのですが、自分たちが住みついている世界よりもはるかに怖くはない世界で私たちは暮らしているのだ、ということは理解できるでしょう。もちろん、羨望や侮辱から不安による固執に至る、この並置されたものにどのようにアプローチするかについて、彼らは私たちと異なりますが、彼らが概して望んでいることは、すぐ隣にいれば魔法によってより良い世界へ行けるだろう、ということなのです。

　子どもたちが気づいたひとつのこととは、ほとんどの場合、私たち大人は、環境によって損なわれることの危険性を小さくすることで、現実に対する自分の関係性を変形させることができる、というものでした。たとえば、校外学習に出ている途中でタイヤがパンクしても、大人だったら、タイヤは自分の体の損傷した部分であり病院に行って手術を受ける必要がある、というようには反応しないでしょう。子どもたちには大惨事（catastrophe）と感じられるようなことに私たち大人が直面しても冷静でいられること、先のたとえで言えば、スペアタイヤを見つけ、車をジャッキアップしてタイヤを交換し、学校まで安全運転で戻ることができるということは、すなわち、私たち大人は現実世界の中での操作方法を知っているし、世界に対して彼らには想像できないような大きな影響を与えることができる、ということを意味しているのです。

EBACに在籍していた2年間で頻繁に目にしたのは、私に関する何か、それのおかげで私はこの世界で生きていられるという何かの片りんでも手に入れようとしている、あるいはその何かにしがみつこうとしている、子どもたちの努力でした。ラリーはよく、走り寄ってくると私のシャツを引っ張り、鼻唄を歌い、そして走り去って行くことがありました。トミーは、両手を乱暴に前後に振り、大きな声で鼻唄を歌い、私の顔に数インチまで近づいてきました。彼は無言で立ったまま微動だにせず、気のせいでしょうが、私の内側深くを覗き込んでいました。その後、彼は後ろに下がり両手の振りは激しくなり、鼻唄を再開するのです。しかし、彼は走り去る際にはいつも後ろを振り返るのですが、それは私から何かを奪ってしまったので私のことは大丈夫だろうかと気にしているかのようでした。バリーは、私の後ろから近づき、鼻唄を歌い、それから私の耳を引っ張るのです。ニックは、ペンか鉛筆を盗むとそれを持って走って逃げながら、私の魔法のペンを手に入れたし絶対に返さないぞと叫ぶのでした。これまで全く話さなかったような自閉症児は、時々私のところまでやってきて、私の髪の毛を数本引っこ抜くと、自分の唇をそれにかすめさせ、走り去りながらその髪の毛を風に向かって投げるのでした。

　EBACの子どもたちが繰り出す鋭い質問の類を尊重することは、事実上不可能です。彼らはしばしば、人間であるというのは何なのか、なぜ家族と住まなければならないのか、なぜ死ななければならないのか、ということを訊いてきます。私はこの世界で生活する能力を証明する存在なので、彼らはそういう私に関する何かにしがみつこうとするのですが、それと同じように、こうした鋭い質問は、私がこの世界をどのように見ているかをいくらかでも理解しようとする試みなのです。

　私がEBACを去る前の10か月間、私たちスタッフは皆、ニックのことを心配しました。彼の攻撃性に関しては、自閉の殻から出てきた、つまり「孵化」したけれども、他者とどう関わればよいのかわからないのだ、とスタッフは理解していました。彼が私たちスタッフや他の子どもたちにむける攻撃は、関係を作るための試みだと理解したのです。このことは、私にとっては情緒

1　壁にぶつかって

的に非常によく理解できましたが、当然、子どもたちやその両親に対する説明としては、さほど受け入れられるものではありませんでした。

　私たちふたりは、ちょっとした型通りの行動に落ち着きました。たとえば、私はニックを促して一緒に校庭まで行き、校舎の壁際のふたりの空間で彼を抱きかかえたものでした。そうすると彼は私に唾を吐くか、私の両腕を引っ掻くか、あるいは時には両足のすねを蹴ったりしましたが、こうしたことは彼が抱えている多くの恐怖をボディランゲージという手段で明確に表現しているようなものなのです。毎日彼は誰を殴ろうとしているのか、蹴ろうとしているのか、あるいは殺そうとしているのかを教えてくれましたし、それに対して私はいろいろな方法で彼を落ち着かせようとしました。私たちの身体接触、彼を抱きかかえること、そして時間が、治癒的な効果をもたらし、30分ほどすると、ふたりして重い足取りで校舎に戻り、彼はその日の最初の授業に加わるのでした。

　とても蒸し暑かったある日、彼と一緒に芝生に座っているとひどく心地悪くなってきたので、こんなふうに地面に座る代わりに、良ければふたりで物語を作ってみるのはどうかと提案しました。私たちは校庭のベンチに腰掛けました。

　　「何の物語？」と彼は尋ねました。
　　「世界中を旅するオレンジ色の船の物語だよ。」
　　「それはどこへ行こうとしてるの。」
　　「そうだなあ、今思いついたのは、船はアレクサンドリアにいるんだ。」
　　「誰が乗っているの。」
　　「じゃあ、これから決めなきゃならないね。」
　　「誰が船長なの。」
　　「きみは誰が船長になるべきだと思うんだい。」
　　「クリス・ボール、あなたが船長だよ。」

　私たちはその他の乗組員をスタッフ全員とすべての子どもたちで構成する

ことに決めて、それからの半年間は毎日、オレンジ色の船の物語から始めました。それからというもの、ニックは、大声で「オレンジ色の船、オレンジ色の船」とまくしたてながら正門を駆け抜けていきましたし、休み時間になるとふたりでベンチのところへ行き、そこが物語（narrative）の場所となりました。私はもはや、この持て余すほど大きい子どもを抱きかかえるのに体力すべてを使わなくても良くなったことにホッとしていましたし、じめじめした芝生の気持ち悪さに苦しむ必要もなくなりました。そして何よりも重要なことは、ニックが物語の形式（form）によって助けられているように見えたことです。

　どの物語もすべて同じ構造を持っていました。オレンジ色の船が、ある寄港地、たとえばアテネに入港し、さまざまな乗組員がどのように遺跡を訪ねたかという話を私はしました。私たちには地図があり、私もいくらか歴史の話をしていたので、最低限の教育的側面を満たしてもいました。およそ10分も経つと、ニックの両手がパタパタと動き始め、しきりに目をぱちくりし出すので、彼が破綻しかかっているのがわかりました。そこで私は話をやめて、その物語を彼に譲りました。私が提案した肯定的な冒険に対して、彼はことごとく否定的なものを提案してきました。たとえば私が「ラリーは、マリーとフランキーと一緒にアクロポリスを登って、この古代ギリシャの神殿を見ました」と言うと、ニックは「ラリーとマリーとフランキーはアクロポリスに登りました。そしてラリーはワニに食べられて、マリーは崖から飛び降りて死に、フランキーは跡形もなく消え失せました」などと言いました。そうすると私は「やれやれ、ニック、それはきみの物語だね、でも私は自分の物語を変えるつもりはないよ」と言うのでした。

　数か月間、この構造に全く変化はありませんでしたが、ある日を境にニックが笑い始めたのです。彼はずっと笑い続けていました。私はこれ以前に、彼からこのような笑い声を聞いたことがありませんでした。彼の笑い声は一種の金切り声に似ていましたが、このときは、突然ごくふつうの笑い声になったのです。「あなたはわかってないよね、クリス・ボール？」と彼は何度も繰り返しました。「私が何をわかってないんだい、ニック」「冗談だよ、冗

談！」一瞬、私はまだわかりませんでした。しかしすぐに、彼がぞっとする破壊の物語のことを言っているのだとわかりました。私がそれまで深刻なものとしてとらえていたその物語は、今や彼が話そうとしている単なる冗談となりました。彼は私をかつごうとしたのです。私たちは初めて一緒に笑いました。

　それがオレンジ色の船の終着点でしたが、ニックとのこの経験から、私はとても大切な教訓を教わりました。もちろん、子どもが抱える不安を通してその子と話すことは重要なことですが、こころの中に人生の肯定的な側面を保持することもまた、生きていく上では不可欠なのです。優しい気持ちや安全感のために声を出すこと、つまり吐き出すものが必要ですし、その子が冒険の途中で喜びを表現する（たとえば冗談を言う）ための方法が必要なのであって、そうしたことは自己を崩壊させるような恐怖に単に焦点を当てるためだけではないのです。ニックが私をこの船の船長に任命したので、私には航海中ずっと安全な航路を提供する義務がありましたし、それはつまり、解釈されることも無視されることもなく、ニックは自分の不安を表現することができた、ということでした。

　EBACのセラピストは全員、子どもたちの中に健康な部分を見出してそことコンタクトを取ろうとしますが、その一方で子どもたちの深い不安とも出会います。スタッフメンバーの多くはロンドンでアンナ・フロイトの訓練を受けていました。彼らの心的態度（ethos）は、通常の自己防衛の方法がその子どもの能力をサポートするために利用できるように、苦しんでいる子どもの中の強さの範囲を同定して支持することでした。ニックは体の動きが暴力的であるだけでなく、暴力的な物語で一杯でした。彼の物語を作る才能に焦点を当てることで、私たちは暴力的思考のための部屋を見つけることができ、その結果として、もはやそれらの思考は身体的に行動化される必要がなくなったのです。

　アンナ・フロイトの心理学は、自己の発達に焦点を当てました。それは早期乳児期と幼児期から、家族生活の危機を経て潜伏期へ、そして思春期における再生、成人期前期における新たな形成、そして生涯を通じて次々ともた

らされる心理学的課題へと展開します。

　私の考えでは、ライフステージを経ていく動きというのは、それがどれほど強化したり力を与えるものであっても、小さな破綻でもあるのです。というのも、世界を知覚しそれと交流するために各ステージごとに新しく発見された方法があることで、かつて信頼できた仮説は一部放棄されるからです。そうした方法のひとつひとつのステップは喪失を伴いますし、一時的な混乱を生みだします。

　さらに言えば、すべての危機がうまく乗り越えられるとは思えません。ご承知のようにD・W・ウィニコットが書いている通り、もし母親（と父親）が「ほどよい」場合にはその子の破綻は予見されるでしょうし、深刻な心理学的影響に陥る前に両親はその子をつかまえるでしょう。[原注2] 両親が破綻の痛みから子どもを救うことはできません —— これは避けられないことなのです —— が、両親はこうしたショックを丸々実感するという苦痛を軽減させるために、そこにいることができます。もし子どもが破綻から突破口へ進むのを両親が手助けできれば、新しい経験の肯定的な側面が、否定的な側面に勝ります。そして、これが幼児期に獲得する優勢な論理になるのです。

　オレンジ色の船の物語を通して、全くの偶然に発見したことですが、ひとつの話（a story）を共有することの中に、EBACでの生活にパラレルなひとつの物語（a narrative）が準備されていました。スタッフと生徒たち全員を船に乗せることで、ニックは構造化された物語的現実の中に安心を見出しました。EBACのみんながある歌を大声で歌うことがありました。ランチルームだったり、校外学習のバスの中だったり、校庭だったり、その他どこでも、私たちがいつも大声で歌っていた曲とは、「ぼくらはみんなイエローサブマリンの中に暮らしている[7]」でした。こうした貴重な瞬間に、私たちは全員「この中に」一緒にいましたし、それにビートルズの陽気な雰囲気は、不条理の中で暮らす人生という自由にならない本質を抽出していて、私たちスタッフの多くの涙を誘いました。

7　英国のバンド、ビートルズによる1966年の曲「イエローサブマリン」の一節。

子どもたちが帰った後、片付けを済ませると、スタッフは90分間の「報告会」に集まりました。日中は、ややこしい瞬間やひどく動揺した瞬間を垣間見ることがありましたし、午後のグループでは起こった出来事を聞いたり生じた問題を話し合ったりすることに専心していました。実際、私たちスタッフはほぼ毎日ショック状態にありましたし、そこから回復するのに2時間くらいはかかりました。私たち自身のイエローサブマリンの内側では、世界は揺るぎないものと見なされていました。その日が終わると、私たちは水面へと浮かび上がり、自分たちがどこにいたのかを理解するのでした。この仕事がどれほど個別的であったとしても――それに他のセラピストと同じやり方をするセラピストはいません――、私たちスタッフは、共通の仕事を共有するだけにとどまらず、集団の一部であること、つまり自分たちが集団の一部であると感じることが必要でした。実際のところ、私たちに必要なのは、私たち自身の集団的無意識を作り上げること、つまり私たち自身をひとつの集団心理（a group mind）として用いることですし、そうした集団心理によって、今ここでの生きた経験の中で起こったショックな出来事について考え抜くことが可能になるのです。

原注：

1. Victor Tausk, "On the Origin of the 'Influencing Machine' in Schizophrenia," *The Psychoanalytic Quarterly 2* (1933): 519-556. （未邦訳）
2. Christopher Bollas, *Catch Them Before They Fall: The Psychoanalysis of Breakdown* (London: Routledge, 2013). （未邦訳）

2
アメリカの狂気

　現実の別の面では、子どもたちは、ふつうの世界で何かおかしなことが起こりつつあるようだということに徐々に混乱していきました。

　1967年から1969年は、悲惨な時代でしたし、社会精神病（social psychosis）の全盛期であったかもしれません。それは1963年11月のJFK暗殺から起こりつつあったのです。残忍さは、ベトナム人の大虐殺だけでなく、合衆国内で影響力の大きい人物の殺害においても、アメリカ人の生き様になっているようでした。

　アフリカ系アメリカ人コミュニティの象徴的指導者であったマルコムXは、1965年に殺害されました。しかし、狂気の極致となったのは1968年でした。4月にマーティン・ルーサー・キング牧師が暗殺され、それがきっかけで国内の100以上の都市で暴動が起きました。6月には、ロバート・ケネディ議員が殺害されました。たった2か月のあいだに、国内で最も重要な指導者ふたりが殺されたのです。アメリカの指導的役割の健全さと目されるものへのこうした暗殺行為によってもたらされた荒廃状態は、計り知れないものがありました。国の共有されたこころの重要部分を失うことは苦しみを伴うものでしたし、いくつかの点でこの国は、情熱的ですが理性的である理想をこのように失ったことから回復することは決してありませんでした。

　アメリカのトラウマは、1968年夏の民主党全国大会での生々しい悪夢に表れました。大会の行われていたコンベンションセンター外でのシカゴ警察とデモ参加者たちとの小競り合いは、すぐに会議場の中にまで流れ込み、リチャード・J・デイリー市長は警備員らに命じてマスメディアの人たちを強制

的に排除させました。この出来事を機に、CBSのニュースキャスターだった
ダン・ラザーは、その状況を現場からリポートして国民的英雄になり、アビ
ー・ホフマンに体現される左翼のイッピー運動を生み出すことにもなったの
です。

　典型的な精神病児であるEBACの生徒の多くは、自分たちがキング牧師や
ケネディ議員を殺したのだと考えました。暗殺のあった翌日、子どもたちの
中には犯罪を告白する子もいて、その子たちはまるで追いかけられているか
のように校庭中を走り回り、「ぼくがやった。ぼくが彼を殺したんだ！」と叫
んでいました。現実に何か恐ろしいことが起こったなら、それはその子たち
の責任でなければならなかったのです。その子たちが違ったふうに考えるこ
とは無理な話でした。私たちのようなふつうの人は、物事をその子らのよう
に考えることはしないでしょう。それは子どもたちの側の問題であるに違い
ないのです。

　そのような場合、私たちスタッフには決められた手順がありました。子ど
もたちをお互いから離れさせて、その両腕をしっかりつかみ、目をまっすぐ
に見ながら静かにこう言います、「いいえ、きみはやってないよ、だから心配
しなくていいんだよ」と。うれしくて小躍りする子もいれば、セラピストに
唾を吐きかける子もいますが、体をしっかりと抱くことや、彼らが殺人者で
はないことを繰り返し伝えることは、時間をかければ子どもたちを落ち着か
せるのには十分でした。

　しかしながら、EBACの子どもたちが即座に示したパニック状態という反
応が、アメリカ人の大多数を代弁していたと考えてみても良いのかもしれま
せん。実際に、私たちはこれらの指導者たちを殺害したのではないでしょう
か。どうにかして殺人が起こるのを防げたのではないでしょうか。JFKの側近
たちは、右翼で組織された扇動グループのことをJFKに知らせて警告したに
も関わらず、JFKはそれには応じずにダラスに向かいました。マーティン・
ルーサー・キング牧師は、自分は暗殺されるだろうという予感がしていまし
た。ロバート・ケネディ議員は、兄が殺害された余波の中で生活しており、
たとえばホテルの厨房を大急ぎで通り抜けて車に乗り込むなど、自分を守る

ための対策を講じていました。しかしあらゆるこうした予感や予防措置は、彼らの命を守ることに失敗したのです。

翌年にはベトナム戦争がオークランドとバークレーにも到来しました。その5月、当時カリフォルニア州知事だったロナルド・レーガンは州兵に命じて、バークレーを占拠しました。何百人もの人が「ピープルズパーク」に集まっていました。大勢の人が撃たれてけがをし、そのうちのひとりであったジェームズ・レクターは殺されました[8]。その頃にはすでにおなじみになった憎悪に満ちた演説でレーガンは、抗議する人とベトコンの間に違いはない、と述べました。そうしたつながりだけで、警察や州兵は躊躇なく、外国の敵と国内の仮想敵とを精神病的に混同することができたのです。

現実生活でのこうした出来事のひとつひとつは、子どもたちにとってはひどくこころをかき乱すものであり、自分たちには責任がないのだと確信した後も、以下のような絶え間ない質問に答えようとすることに何週間も費やされました。たとえば、「なぜマーティン・ルーサー・キングは殺されたのか?」「なぜバークレーにいた兵隊たちは一般人を撃ったのか?」「なぜロバート・ケネディは殺害されたのか?」などです。同じ年の後半にサンタバーバラ沖で石油が噴き出し、20万ガロンが太平洋へと流れ出たときには、テレビクルーが海洋生物や海岸の鳥への影響を放送しましたが、それを見た子どもたちはこう尋ねました、「なぜぼくらは鳥を殺そうとしているの?」

ニックは、私のこころの状態に対する鋭い感覚を持っていました。私がとりわけ元気なときやちょっと元気がないときをわかっていました。「クリス・ボールは今日はあまり元気がないね」と、私の顔を見て言うのです。私はできるだけ正直に答えようとし、時には私自身についての情報も、適切と思われることは伝えていました。「ぼくのいるバレーボールチームがね、昨晩の決勝戦で負けちゃったんだ、それでちょっとへこんでるんだよ、ニック。」

8　ピープルズパークは、カリフォルニア州バークレーにある公園。近くにはカリフォルニア大学バークレー校がある。1964-65年のフリースピーチ運動の第2波として、学生、地元住民などがそこに集まり声をあげ、それを当局が制圧。5月15日は「血の木曜日」と呼ばれた。

2　アメリカの狂気

ピープルズパークで何百人もけがをしたあの日に、私は車で帰宅途中にたまたまそのそばを通りました。カーラジオはなく、何が起こっているのかもわかりませんでしたが、カレッジアベニューを人々が血まみれになって走っているのを見て、何人かを私の車に乗せて、病院まで運びました。それからの3時間、私はけが人を輸送し続け、しかも郡保安官たちがデモ参加者の一部とみなしている人にまだ発砲していたため、回り道をしなければなりませんでした。翌日、私は公園の群衆に加わり、その後しばらくのあいだは、抗議の政治活動にのめりこみました。

　ニックは私がどこに住んでいるか知っていました。多くの自閉症児の特質でもあるのですが、彼らは身の回りの人たちを「地図上に示す」必要があり、そうすることで人々を空間上に位置づけ、同じようにして過去に起こったことをすべて記憶することができるのです。人々がどこに住んでいるのか、どうやって職場まで来るのか、といったことを知ることで、子どもたちは、安心と信頼を感じられる知覚と記憶のフォームを生み出すことができるのです。

　ニックはあの日々の出来事の何かを私の中に感じ取っていたのだと思いますし、実際そうでした。私は、気持ちが動揺するようなことを確かに目にしたのだと彼に伝え、それが何かを彼が知りたがったときには、それが動揺させるものだったことを単に繰り返しました。現実におけるこころをかき乱す出来事はすぐに、子どもたち自身の安全性やその周りの人たちの安全性に疑問を投げかけ、そのために子どもたちはある種の希望を生かしておこうと私たちを頼ったのです。それはつまり、私たちが世界を正気に保つことができるということ、それゆえ、正気への境界を越えようする彼らの努力はいつか報われるだろうという希望なのです。

　子どもたちを安心させるために私たちがいつも使っていた呪文は、「でもきみは安全だよ、ぼくたちは安全だよ」でした。1968年、世界が安全だとはもはや約束できなくなると、次のように言うようになりました、「ぼくたちは学校にいるし、ここなら安全だよ」と。しかし、1969年の夏には、州兵のヘリコプターが、デモ参加者を威嚇するために学校上空を低空飛行するようになりました。何日間か、子どもたちはダウンタウン・オークランド地区の方を

44

向き、建物から煙が立ちのぼるのを見ていました。現実世界は比較的安全であると私たちがかつて請け合ったことは、今や馬鹿らしく思えました。私たちにいったい何が言えたでしょう。この世界は正気なのかと疑問だらけになるとわかっていて、学校を楽しみにする人なんていませんでした。私たちスタッフは新しく、「そのことは気にしないようにしよう」というフレーズを導入しました。

　1968年までのEBACは、アメリカ社会という周囲の世界とはまるで違うところみたいでした。平均的なふつうのアメリカ人とは対照的に、ここにいる子どもたちは、精神病的であるが故にユニークな存在だったのです。しかし、キング牧師やケネディ議員の暗殺、バークレーやオークランドの路上での衝突 ―― それは、政治的方向性で分裂した隣人同士の衝突や、家族成員間の衝突ということもありました ―― が起こったことによって、子どもたちの精神病と社会的狂気のあいだの境界は、ぼやけてしまったのです。たしかに、私はある皮肉に襲われることがよくあり、それは、私たちを取り巻く世界は常に動いていて全く予測不可能であるように見える一方で、子どもたちが抱える精神病は意外にも安定している、というものでした。その心的イディオムがどういうものであれ、子どもたちはめったに変化しませんでしたが、それに対して外側の世界では、現実を報告するために選ばれた人たちが現実とは全く異なる話を考え出していました。1968年、ベトナム戦争を指揮していたウィリアム・C・ウェストモーランド大将は、我々の勝利は間近だと宣言しました。一方、「CBSイブニングニュース」の慈愛あふれるシニアリポーターだったウォルター・クロンカイトは訪問先のベトナムから、アメリカが負けそうだとリポートして国民を驚かせました。

　1968年3月、アメリカ陸軍第11歩兵旅団の兵隊が、ベトナムのミライ集落で500名もの村民を虐殺しました[9]。その出来事は1969年に公表されました。アメリカ人 ―― ふつうのアメリカ人兵士であり、第二次世界大戦の英雄たちです ―― が**こんな**ことをするなんて、どうやったら可能なのでしょうか。

9　"ソンミ村虐殺事件" として有名。

国家の指導者たちを殺そうとしたり、罪のない人たちを殺そうとするような、暗く残忍な力にその国が取り憑かれているという感覚は、容易にわかるものでした。聖職者および会衆が、伝統的キリスト教の礼拝に取って代わり、神に対する魔術的で超現実主義的な関係性の中にリーダーシップを求めたために、ペンテコステ運動がカリスマ運動[10]へと形を変えたのは予想外のことだったのでしょうか。もし地球上の指導者たちが殺されていたら、もしこの世界が終わっていたら、多くの人たちが他の世界のことを考えたり、別の形態（form）のリーダーシップに頼ったり、それらに安全感や意味を付与することは、驚くことでもないでしょう。それにもしそうする中で、彼らの運動によって、嫌悪や狂気が、国民全体が敵とみなしたもの —— たとえそれが悪魔や、左翼信奉者や、家族計画運動であっても —— の悪口へと向けられうるならば、そのことはそれ自体でまとまった成果ではないのでしょうか。

　そうしたアメリカ人たちをおかしなやつとして標的にするのはたやすいのです。しかし、我が国が1960年代に失ったものは、国としての純真さにとどまりません。この国家の道徳が崩壊したことは、世界がこれまで目撃してきた中でも最悪の集団的心理の破綻のひとつなのです。

　心理療法家、とりわけ、精神病的な児童と作業する人たちは、自分たちがだんだんと微妙な立場に置かれていることに気づきました。アメリカで暮らす成人の大多数は、ベトナムの村民を自分たちの安全を直接的に脅かす敵とみなしてその戦争を支持しましたが、その一方で退役軍人の多くは、ふつうの自己から精神病的な個人へと姿を変えられて帰郷しました。戦争は、人のこころに決して優しいものではありません。第二次世界大戦や朝鮮戦争で戦った多くは、敵を殺し生き残るために自らの人間性を強制的に放棄させる新兵訓練で正気を失いました。しかし、ベトナムは違うようでした。これらの兵士たちは、悪者という安直なイメージに合致しない敵に向き合うことにな

10　ペンテコステ運動は、20世紀初め、米・ロサンゼルスに始まったプロテスタントの宗教運動。一方のカリスマ運動は1960年代に起こった運動で、ペンテコステ運動とは異なり、教派を超えて広がった。

ったのです。実際、これは公然の秘密ですが、米国が南ベトナムで表向きは守ろうとしていた人たちは、日中は味方で夜は敵でした。交戦地帯自体が、現実に対する大量の否認を表していたのです。

　アメリカの歴史家たちは、中でもリチャード・ホフスタッター[11]が顕著ですが、アメリカ政治における「パラノイド傾向」について、何十年間も語っていました。(原注1) その初めから、ピルグリム・ファーザーズは自らを、ヨーロッパの悪から逃げ、「丘の上の町[12]」を建てて、イスラエルの子ら[13]のように、自分たちの神との約束を果たすべく、その丘から海の向こうに公平さという光を放つ運命にある、と考えていました。さらには、彼らピューリタンたちはたとえ自分たち自身が「全く正しくなかった」としても —— 彼らはばらばらの共同体で、深刻な心理的かつ犯罪的傾向を最初から認めませんでした —— 、後に続く何世代ものアメリカ人たちを中毒にするほど強力な、無垢という神話を確立するくらい十分に彼らは狂って（mad）いたのです。(原注2)

　アメリカは移住してきた人たちを救うことのできる理想の地だ、というピューリタン的妄想は、アメリカ人の中核的な伝説となっていきました。広大な土地と広範な機会によって大勢の夢が確実にかなえられたことで、アメリカは選ばれた民に神が与えた約束の地だという妄想が強固になりました。

　パラノイアは、実際、かなり有効な概念です。それの定義は、パラノイア患者は他者の中にある怪物を重要視している、ということです。キリスト教では、この役割は常に悪魔へと都合良く割り振られています。つまりアメリカ人にしてみれば、自分たちは無垢だがヨーロッパは堕落しているという考えをずっと持ち続けている、ということなのです。アメリカ南北戦争は、悪は国外にしかない性質であるという考えに異議申し立てをしましたが、その戦争後、純粋さという感覚をもう一度取り戻そうとして、合衆国はすぐに外側の敵を探そうとしたのです。

11　Richard Hofstadter (1916-1970)　バッファロー生まれでバッファロー大学卒。共産党員。

12　マタイ福音書5章-14。「あなたがたは世の光である。丘の上にある町は隠れることができない」

13　ヘブライ人・ユダヤ人のこと。旧約聖書では、ヤコブの子孫を意味し、民族、国家、国民なども指す。

2　アメリカの狂気

47

無垢な自己は、あるいは自らの無垢を確信している国家は、その破壊的な要素を非難相手に投影することによってのみ、その立場を維持することができるのです。パラノイアの手際（art）は、投影の説得力のある標的になりうるくらい十分に堕落した、ごみ箱 - 他者（a dustbin-other）（個人または国家）を見いだすことです。人間性の負の側面をその容器の中へと排出する喜びは、とても大きいのです。

　他の国々のように、アメリカも、憎むことのできる敵を見つけ出すことを当てにしています。憎しみを通じて、国は自らの暴力や邪悪さ、愚かさ、貪欲さを他者に投影しますし、そのことが今度はアメリカも含み、皮肉にもアメリカを対象化するのです。それは、敵の中に映し出されます —— たとえばそれはロシア人、ベトナム人、イラン人、その他の国の人たちです。パラノイアは敵を必要としますので、それが他の国々に対する優しい気持ちや良い関係性を生じさせることはあり得ません。例外は、自然災害の被災者がいる国々に援助をつぎ込むといった、突発的な自己 - 理想化的行為くらいでしょう。

　健常者は重要な点で統合失調症者とは異なると私は考えていますが、非 - 精神病的な人たちが精神病的領域を持っていないと言ってしまうことは、不正確でしょう。実際、アメリカ人の精神構造を調べてみれば、アメリカ特有の世界観を維持している中核的なポジションがパラノイア的で、それが何世紀にもわたって続いていることがわかります。

　こうした背景が、前 - 統合失調症状態にある人たちに、どのような影響を与えるのでしょうか。統合失調症の個々の病因論という問題は脇に置くとして、世界を二極化したがるアメリカ人のニードが、いかに外国嫌いの態度につながり、それが「異なる」人たち、「ふつうじゃない」人たち、あるいはアメリカ人の規範（norm）から外れているような人たちに向けられているかを理解することは、難しいことではありません。1960年代、右派が唱えた呪文は、「アメリカを愛せない者はこの国を去れ[14]」でした。このフレーズの意味

――――――――――
14　ベトナム戦争中に戦争支持派が反対派に対して用いたスローガン。

は、EBACの子どもたちにも通じるもので、時々子どもたちは、このフレーズは自分たちに当てはまるだろうかと思うことがありました。

　もし統合失調症者がすでに悲惨なほどに正気の状態とは違っていたら、患者の苦境は健常者の精神病的ニードによってなおさら困難なものになります。健常者の精神病的ニードは、精神疾患に汚染されることを避けようと、自分たちの環境を消毒しようとするからです。アメリカ精神医学会による『精神障害の診断と統計マニュアル』は、精神障害の研究と治療の分野であらゆるものを定義し、分類し、体系化していますが、あれはアメリカ産であって、精神疾患の新しいフォームを数多く生み出しているだけなのです。そこに書かれているのは、正常だと考えられているものの境界線より向こう側にいる人に関してアメリカが抱える恐怖症についてであって、人々にとって実際に良くないことは何かとかそれはなぜかということではないのです。

　EBACの子どもたちは自らの精神病から抜け出す何かしらの方法を見つけようとしていましたが、そのときに直面したのが、自分たちが順応しなければならない世界が生み出す目まぐるしいほど多くの狂った考えでした。臨床家は、世の中のやり方は安全で生成的であると子どもたちを納得させようとして、順応というレトリックに頭を悩ませました。1950年代半ばから60年代半ばまでのわずか10年間で、たくさんのことを大勢の人たちに —— 少なくとも、白人中流階級全体の利益のために —— 提供してきた国は、その魅力を失ったのです。

　現実を精神病的に知覚する能力、嘘や策略を簡単に見抜ける能力のために、EBACの子どもたちは、今やひどく厄介な状態にありました。子どもたちができることなら参画したいと望んでいる良い世界というのは、現実にはほとんどないように思えました。スタッフはアメリカの生活様式に参加する価値を説き続けてはいましたが、私は、自分たちがそれに確信を持っていたのか疑問に思っています。

　実際に、この世界で物事が生じるその生じ方について説明しようとするとき、私たちは統合失調症とは正反対であることに気づきます。精神病的な子どもたちとの臨床の仕事は、双方向関係です。子どもたちの行動に私たちが

2　アメリカの狂気

49

挑戦したり解釈したりするのと同程度に、彼らも私たちにほとんど同じこと
をします。暗殺や戦争の責任は自分たちにはないのだと保証された後でも、
子どもたちはその統合失調症的な鋭さ（schizophrenic astuteness）を向けてこの世界
を疑問視しました。精神病的な子どもは、どんなことでも当たり前だと思え
ないので、私たちの現実を綿密に取り調べずにはおかないのです。

　私たちスタッフは、EBACで子どもたちから数多くの取り調べを受けました
し、そのことで、壁の向こう側にあるいわゆるふつうの世界（normal world）に
存在する狂気について、自分たちが理にかなった答えを提供できないことに
気づくこともよくありました。このスタッフ側の状況が反転するにつれて、
ある種の皮肉な相対主義が作業にも現れました。何年間もEBACにいた子ど
もたちが、その非常に皮肉な態度を表したのです。その子たちには、そうし
た取り調べに対してスタッフが明快な答えを提供できないことや、私たちの
世界のいわゆる正気が脆いものだと判明することがよくあるということが、
わかっていたのです。

　経験を積んだスタッフから私が教わったことは、正常の状態というのは、
その大部分を否認する能力に依存しているということでした。私たちがこの
世界で生きるためには、その現実を否認しなければならないのです。タヴィ
ストッククリニックで私の教師のひとりだったジョセフ・サンドラーは、人
が生きているときに持つあらゆる欲求の中で、第1番目は安全への欲求だと
考えていました。D・W・ウィニコットは、人はみな、時として「錯覚」の
領域内で生きる必要があるということを主張した上で、乳児が世界を創造し
たのだという錯覚を母親が供給することに着目しました。空腹感がおっぱい
を生み出すのです。特に乳児が万能感を経験する一時期には、そうであるよ
うです。それは、本当の自己を推進するためであり、こころの中のパーソナ
ルな現実感を確立するためです。

　しかしながら、EBACにいた子どもたちは、私たちが人生の拠り所として
いるそうした錯覚の本質を見抜いていました。私たちを慰めてくれる錯覚、
耐えがたいこの世界で生きることを可能にする錯覚について、子どもたちは
臨床家を問いただしましたし、彼らと徹底的に話し合いをするのであれば、

子どもたちの日々の暮らしの中にある錯覚が崩壊していることに、私たちが耐えなければなりませんでした。長期間にわたって精神病的な人と作業することは苦悩に満ちていますが、その理由は彼らが精神病だからではなく、こころの平和にとって重要な防衛をばらばらにしてしまうそのやり方のせいなのです。臨床家の中には、当然のことながら、そうした領域では働かないことにしている人もいます。この道を選んだ私たちのような人は、私たち自身の考えのないままになされた想定や安全のためのシステムに対する鋭い挑戦を通して、こうした患者たちとの出会いによって変化させられるのです。

重要なのは、「精神病」と「狂気」を区別することです。統合失調症者は精神病ではありますが、狂ってはいません。実際、彼らはたいてい狂気に非常におびえていますし、狂気に触れることをしばしば病的に怖がります。

狂気とは、無意識的空想の行動化によって生じた出来事の中に混沌状態を生み出すことを指します。たとえば、「狂乱の場[15]」は、現実世界で起こるエピソードです。それは異常なものと考えられていますし、人間の精神の最も原始的な側面 —— 暴力、性、同一化、パラノイア —— を表現しています。

ソフォクレスとシェイクスピアが書いているのは狂気についてであって、精神病についてではありません。ふたりは、あらゆる家族それぞれに固有の狂気を上演しました。息子に対する父親の憎悪、夫に対する妻の嫉妬、同胞に対する怒り。実はひとまとまりではないという現実に対する防衛としての、ひとまとまりであるという錯覚の後で現実を目の当たりにすること。生まれ育った家庭というのは、常軌を逸した振舞いの断片を自由契約で上演（freelance enactments）するための、両親と子どもにとっての出発点なのです。そしてこの狂気から逃れられる家族はいません。

ひどく気の狂った家族の中に自分はいるのだと気づいた人たちは、「エキセントリックな解決法」と考えても良さそうなものを時々選びます。エキセントリックとは、奇妙だったりふつうではない人のことですが、そういう人は腹立たしい場面を内的に変形させるという手順（forms）を通して狂気をコン

15　"狂乱の場"はオペラや演劇などで用いられる演出。

トロールする方法を発見しますし、笑いの表現を通してそれらをおとなしくさせることもよくあります。エキセントリックな人は行動規範の範囲外で行動するでしょう。このことは、ふつうの人々に苦悩を引き起こすかもしれませんが、彼らのこころの平和をかき乱すことはほとんどありません。なぜなら、エキセントリックな人は限定された狂気を遂行する中で信頼性を確立するからです。

統合失調症者は、家族の狂気に加担することの危険性を感じ取っているようですし、その狂気に対抗するための奇妙で難解な防衛構造を発達させるようです。しばしば作られた意味体系 ── 家族の狂気というロジックの適用外にあります ── の中へと退却しつつ、彼らは葛藤という原野を用心しながら歩く方法を見つけるのです。私たちが統合失調症の世界を理解する上で大切なことは、正常のみならず、頭がおかしいことやエキセントリックであることとも、それを区別することです。

EBACで一日の終わりにあったミーティングが奇妙な場であることがよくあり、そういうときに私たちは、半分の時間を精神病的な子どもとの出会いから立ち直ることに使い、そしてかなりの時間を、アメリカ政府、つまり国家や地方政府の行為によって解き放たれた狂気について論じるために使いました。案の定、私がEBACを去る前の数か月間に、そのミーティングは臨床家たちの小さな共同体へと形を変えていて、彼らは徐々に高く評価されるようになったグループプロセスの中でそのことをただ話し続けることによって、精神病と狂気からの息抜きを見つけたのでした。

原注：
1. Richard Hofstadter, *The Paranoid Style in American Politics* (New York: Vintage, 2008; originally published 1965).（未邦訳）
2. Kai T. Erikson, *Wayward Puritans: A Study in the Sociology of Deviance* (New York: Wiley, 1966).（村上直之・岩田強 共訳『あぶれピューリタン　逸脱の社会学』現代人文社、2014年）

3
凍結精神病

　1969年の夏は多忙で、英文学の博士号を取得するためにバッファロー大学に向かっていました。バークレー校の友人たちはすでに現地にいて、彼らの話から、そこは驚くほど創造的な学部で、詩人や小説家たちがフランス哲学者や伝統的な文芸評論家たちと交流している場だ、ということを私は確信していました。

　ひと目で、バッファローは全く別の国のように思いました。堂々としたニレの木々にあふれた美しい街、ビクトリア朝風の木枠の家々、美しい公園、ナイアガラ川とナイアガラの滝。その近くを通りかかったのは20世紀半ばでしたが、当時はセントローレンス海路のおかげで街は潤っていました。今となっては当時が最盛期だったと思われますが、巨大な展示場のごとく、アメリカの一時代の終焉をその街は体現していました。ルイス・サリヴァンがデザインした最も優雅で現代主義的な建築物や、フランク・ロイド・ライトがデザインした私邸などが、街のあちこちにありました。ベトナム戦争、市民権運動の苦労、そして現代アメリカのあらゆる苦悩も、その街では想像の埒外のようでした。

　英文学の研究に溶け込むということは、全く異なる世界へと時間も心的空間も遡ることでもあります。私が専門に研究していたのは、ジェームズ一世時代の戯曲、アメリカ文芸復興[16]、そして批評理論でした。いろんな理由で、

16　19世紀に花開いた、エマソン、ホーソーン、ソローなどの文学の総称。メルヴィルもここに含まれる。

歴史よりも文学研究の方がはるかにやりがいがあると思い、バッファロー大学へ行くことを選んだのですが、それはバッファローなら私に活を入れて限界まで引き伸ばしてくれるだろうとわかっていたからでした。そしてこれは私が必要としていたことだったのです。

　大学院生は大学新入生に作文を教える義務がありましたが、院生たちは自分の好きな別のことをなんでも教えることもでき、1970年に私は「狂気と現代アメリカのフィクション」というタイトルのコースを用意しました。初回の講義の後、3、4人の学生だけが残っていました。彼らは明らかにひどく具合が悪い人たちでした。私を見るのもお互いを見るのもなかなかできず、そのうちのひとりは私に、統合失調症についてどの程度知っているかと尋ねてきました。というのも彼は統合失調症者だったのです。私は驚きました。それについては少しだけ知っているが、そのことがこの授業を取るかどうかを決める選別法だと思うのか、と私は訊きました。彼は、自分は他にすべきことを知らないのだと答えました。学生健康センターへ行ったことがあるかどうかを尋ねると、彼は「ない」と答えました。その建物を見かけたことはあるが、掩蔽壕のように薄気味悪く見えるために、中にまで入れなかったと言うのです。私は、彼のためにそれについて調べてみることを伝えました。

　私はキャンパス内をゆっくりと歩いていました。苦しんでいる学生たちにとてもこころを動かされていましたし、彼らはEBACで一緒に作業したもっと小さい子どもたちのことを思い出させるのです。そして、静かなドラムのように、ある考えがこころに浮かび続けていました。「彼らに教えたいんじゃない。彼らと作業（work）をしたいんだ」と。

　学生健康センターに着くと、たまたま所長の時間が空いていて、秘書がオフィスまで案内してくれました。ロイド・クラーク医学博士は、非常に物静かなくつろいだ雰囲気の人で、タートルネックを着て、うっすらとあごひげを生やし、にこにこした目をしていました。私は彼にクラスのことを話し、それから思い切って言ってみました。「ところで、ぼくは学生たちに教えるよりも、彼らと一緒に作業をしたいと思っているんです。心理療法家としてここで訓練を受けられる機会はありませんか？」と尋ねたのです。私は、EBAC

のことや、学部生のときに行っていた精神史の研究、そして私自身が受けた心理療法について、彼に話しました。

「そうだなぁ」とクラークは含み笑いをしつつ、椅子の背もたれに寄りかかりました。「今はそのことが最優先事項ということだね？」私はそう思うと言いました。彼は天井を見上げて微笑み、少しのあいだ黙っていました。それからこう言いました。「では、こうしようか。私はS・マウチレィ・スモール（精神科の学部長）にこのことをもう一度説明しなきゃならないんだ。おそらく展開としては、彼が同意すれば、学生をひとり担当できるし、私がスーパーヴァイズをしよう。それで、うまくいくか見てみようじゃないか。」

そして、それはうまくいきました。3か月後には、私は学生健康センターで週2日をフルで働き、その一方で学生に教えたり、自分の博士号取得のための研究もしていました。クラークは物事が順調にいっていることに大変満足していて、学生たちと作業したいと思っていそうな、人文科学部にいる私のような人たちのためのプログラムを、自分たちで立ち上げることを勧めてくれました。まもなく、他の人たちも参加し始め、その中には、ロバート・ロジャース、マレイ・シュウォーツ、そしてノーマン・ホランドがいました。

クラークは自身のことを「実存主義的な精神科医」と評していました。彼は、自分に向けて語られたことは何であれ、先入見なしに耳を傾け、そうやって患者たちはありのままの自分を彼にわからせてくれたのです。このようにして耳を傾ければ、いずれは相手も困っていることについて知っていることを教えてくれるだろうし、その人を助けるためにどうやってアプローチすれば良いかの無意識的な手がかりを与えてくれるだろうということを、彼は確信していました。クラークは、相手が言わんとしていることをわかりやすく言い換えたり、時々質問を挟むこともありましたが、解釈を与えることは決してありませんでした。というのも、患者が提示しようとしていることに対する回答を自分は持ち合わせていないということを、彼はこころから信じていたからです。クラークや彼のスタッフと働くことで、私は臨床場面で現象学と精神分析をひとつにまとめ始めました。そこには私自身が受けたセラピーからの若干の助けもありました。

3　凍結精神病

クラークからもらったアドバイスは、私が後年、精神病患者と作業する際に、重要な意味を持つことになります。精神病的パーソナリティによる無意識的空想や狂気の筋書きについていろいろと考え始める以前に、まずは患者が現実をどう見ているかを受け入れることがとても重要なのです。患者はこの世界をどう知覚しているのでしょうか。このことをいったん理解できたなら、第一段階は、そのことを患者に映し返すことで、それによって少なくとも、誰かが自分の世界観を理解してくれているという体験を患者はするのです。

　学生健康センターで私が出会ったほとんどの人はとても不穏でしたが、ナイジェルは群を抜いていました。彼は「暴力的な感じ（violent vibes）」という理由で学部から紹介されてきました。ナイジェルは6フィート5インチ[17]で、ブロンドの髪をクルーカットにし、驚くほど青い目をしていて、全身黒ずくめでした。1回目のセッションにやって来ると、待合室の椅子に深く腰かけ、両手の指をボキボキ鳴らし始めました。彼は受付けを済ませていませんでした。まるで未来を勝ち取ったかのように、座ってまっすぐに前を見つめていたのです。あっという間に他の患者たちは待合室から出ていき、担当セラピストが迎えに来るのを玄関ホールで不安そうに待っていました。ついに秘書が飾り窓越しに見て、ご用は何かと訊きました。「ミスター・ボラスに会いに来た」と、彼としては精いっぱいのアンドロイドみたいな抑揚で言いました。

　私が待合室に入っていってもナイジェルは顔を上げず、しばし私は困惑しました。お願い、神様、まさかこの人がぼくの患者じゃないよね？　私は目の前にいるじっとして動かない人物を見て、良かったら私のオフィスに行きませんかと言いました。彼はさっとぎこちなく立ち上がりましたが、まるで「気をつけ！」と言われたかのようでした。それから私は案内しました。

　第一印象が間違いだったと判明することは、もちろんあります。ですが、ナイジェルに対する私の第一印象は、その後もずっと続きました。私はおびえていたのです。

17　約198センチメートル。

自分がこの部屋にいる理由がわからない、と彼は主張しました。ここへ来な
ければならずさもないと大学を退学させられる、でもそれは理由を知らない
ので不公平だ、と言うのです。自分はとても分別のある人間で、厳格だし、
責任をもって自分を守る、と言いました。彼は、他の人たちがなぜ自分との
関係で問題があるのかが理解できませんでした。

　私は、週2回のセラピーの予定を入れました。毎回、彼が現れると、待合
室には誰もいなくなってしまいました。

　当然、「暴力的な感じ」── めったに使われるものではありませんが、まこ
とに適切に思える紹介の言葉です ── について、彼と話そうとしました。み
んながなぜこの言葉を言うのか訊いても、自分にはわからないと答えるので
す。自分はこれまでの人生で「ひどい振る舞いをした」ことは一度もない。
たしかに、自分は格闘技をやっている。そう言って微笑みながら、キャンパ
ス内の小道を歩いていたときに、向こうからやってくる人たちを見て、「おれ
ならどれぐらい素早くそしてどんな方法でこいつらを殺せるかを想像してい
た」ということを教えてくれました。これは純粋に頭の体操だし、自分はそ
れにとても満足している、と主張しました。私は勇気を出して言ってみまし
た、「それなら、きみはもうぼくをどうやって殺せばいいかわかってるんだ
ね？」「ああ、もちろん」と彼は答えました。「やろうと思えば簡単だよ。」

　この男性がどれほど恐ろしかったかは何とも伝え難いです。私は週1回のス
タッフミーティングに、求めに応じてこのケースを提出しました、というの
もその建物内にいるすべての人たちを彼がとても悩ませていたからでした。
私は彼についてほとんど何も知りませんでしたが、それは彼がほとんど何も
話していなかったからでした。自分がいかに気高く善良であるか、邪悪な人
たちや間違った人たちに世界はいかに我慢すべきでないかなど、彼がそうし
たことに夢中になっていることだけは報告できました。このことがどのよう
に正されるべきだと思うかを彼に尋ねたところ、自分は「法執行人 (a man of
the law)」であり、もしその法が執行されるなら、そのときはすべての悪人た
ちは自らの身に起きることを受け入れるだろう、と彼は答えました。

　いろいろな意味で、私たちのセッションはややもすると型通りのものにな

っていました。ナイジェルは、セッションに来るまでの道中について説明することがあり、来る途中で見かけた人たちの恰好や歩き方、そして彼らを殺す彼なりの方法を説明してくれるのです。彼は感情を全く伴わない、一定間隔のうつろな声で喋り、そして長い時間沈黙する場合は、その間、現実のものとは思えないオオカミに似た青い目で私をじっと見るのでした。

彼が子ども時代のことについて詳しく説明してくれたのは、ただひとつのことだけでした。10代の頃、母親との口論が続いた時期があったのですが、私が、それがどれほど恐ろしかったに違いないというようなことを口にすると、彼の両目にあふれるものがありました。それは、数か月間一緒に作業してきて彼の中に見た、感情の唯一の徴候でした。

彼が示す気高さや厳格さの感覚は、精神病的超自我にもとづいている気がしたので、誰かを殺す想像をしていたと彼がまた言ってきたあるセッションで、私は、なぜそこまで一生懸命になってそのようなことを想像しているのかという、いつもと違う質問をしてみました。「きみはひと息ついたことはないの？」と私は言いました。彼は戸惑っている様子でした。

数セッション後、彼は初めて取り乱しながら現れました。昨晩、彼の方からデートに誘った女性と、アイスクリームパーラーに行ったのです。私はこのことを考えて非常に衝撃を受けたため、彼が話していることに集中できないほどでした。彼は話を続けて、店に入るとボックス席を確保してから、ショウケースのアイスクリームを見に行ったと、教えてくれました。ふたりが席に戻ると、そこには父親、母親、男の子ふたりの4人家族が座っていました。ナイジェルはその家族に、そこは自分たちの席だからどいてもらえないだろうかと頼みました。その父親は、冗談だろう、席は空いていたし、ボックス席は他にいくらでもあるだろう、と応じました。隣の席に移ってもらえないだろうか？ ナイジェルは家族の方が席を移ることを主張しました。彼の話し方は恐ろしかったに違いありません、なぜなら連れの女性はその場から走ってどこかへいなくなっていたからです。彼はそのテーブルにひとり立ちつくして、しつこく言い張っていました。結局、その父親は、家族の安全を考えて、みんなをまとめると店を出ていきました。

ナイジェルは、「時にはやつみたいなごろつきたち（bullies）に立ち向かわなきゃならないよな」と言いました。

「う〜ん」と私は応じました。「きみは自分のことをヒーローだと思っているけど、実際は臆病者だね。」

そんなことを言うつもりは全くありませんでした。実際、その言葉が口をついて出たときには、心臓発作を起こしかけました。ナイジェルは私に一瞥をくれましたが、それはまるで一連の残虐な行為の始まりであるかのように感じられました。

「きみは、ごろつきたちに立ち向かわなきゃいけないと言うけど、自分がしたことを見てごらんよ。パーソナリティのこのばかでかい部分はきみに向かって、その家族をそこから追い払わ**なければならない**、と言っているね、それなのに、きみは自分自身のその部分に向けて、くそくらえ、おれとデート相手を放っておいてくれと言う代わりに、何をした？ きみは屈服したんだよ！」

「その家族をそこから追い払わ**なければならない**」と言うときに、私は自分の声を彼みたく金属的でアンドロイドのような話し方に変えてみました。また、これを言うときには立ち上がって、相手が自分の半分の大きさであるかのように指さし、一種の巨人の真似をしてみました。

次に何が起こるかは、全く予測できませんでした。殺人の準備体操をしているかのように胸を上下させつつ、ナイジェルは外の待合室まで届く音量で奇怪な音を漏らしたのです。秘書は、こんな音はこれまで聞いたことがないと後で言っていましたが、それは私も同じでした。言い終わるまでに30秒か40秒かかったのですが、最初に「ああああああ〜〜〜〜〜〜〜〜〜」から始まり、「ぐうううううううううう〜〜〜〜」まで言うと、息ができないかのように完全に停止し、最後に体を折り曲げるほど腹を抱えて笑ったのです。10分ほど、彼は笑うのをやめられませんでした。私はこれまでの人生で、そんな奇妙な行動は見たことがありません。

「それ、もう1回言ってみて。」と彼は言いました。

「もう1回？」

「ああ、やった通り正確にな。あと、同じように立ち上がってくれよ。」

それで、私が同じフレーズと同じ動作を繰り返すと、もう一度、ナイジェルは笑い転げました。

そのとき以来、待合室に入ってくると、彼は秘書に向かってこう言うようになりました。「例の臆病者野郎が来たとミスター・ボラスに伝えてくれ。」セッションでは、彼はこのような彼自身にしばしば言及し、無数の異なる方法でそのフレーズを使いましたが、それは彼が強い義務感の影響下から抜け出せないのだという考えを受け入れたからですし、そして圧倒的な力への欲求を、残忍な母親と同胞たちによって彼が支配されていることと結びつけることもしたのです。この現状打破は、たいしたものではないのですが、それまで彼の人生を支配していた彼自身の一部を笑い飛ばす能力によって引き起こされていました。

ナイジェルはたしかにひどく憂慮すべき存在ではありましたが、積極的に精神病的というわけではありませんでした。彼は、私たちが**凍結精神病**（frozen psychosis）と考えているものに苦しんでいたのです。彼のような人たちは、精神病的な考え方の明らかな徴候があるとしてもごくわずかですし、あまり表に出すことはしません。つまり、彼らのこの部分は、凍って分割排除された状態の中にカプセル化されており、その状態のおかげで自己は、程度の差はありますが正常に見せることができるのです。そのため、統合失調症者や躁うつ病者においては、精神病は明白でありそれゆえ治療を受ける可能性がより高いのに対して、彼らのジレンマは見逃されてしまう可能性があります。

フランスのアンドレ・グリーンとジャン＝リュック・ドネ[18]なら、ナイジェルのことを、空白精神病（blank psychosis）に苦しんでいると説明するでしょう。[原注1]　観念作用（ideation）を生み出す代わりに、こころは、数少ない選ばれた思考以外のすべてを自分の中から追い出すのです。それはまた陰性幻覚（negative hallucination）を生み出します。陰性幻覚とは、存在しない対象を見るのではなく、彼らを取り巻く世界に存在している対象の存在を否定することで

18　グリーンとドネはフランスの精神分析家。

す。ナイジェルが出会った人たちを空想の中で殺すことは、こころの格闘技みたいなもので、それを使って相手を消し去るのです。このパターンの目立った特徴は、もし彼が以前に「殺した」誰かに出会うと、まるでその人物はもはや存在しないかのように振る舞う、ということでした。

　ヒステリー患者が集団を作り、その集団がこころの精神病的状態を培養することがよくあります。私のところに紹介されてきたもうひとりはバッファロー大学の若い女子学生で、ブロンドの髪に黒味の筋をおしゃれに入れたヘアスタイルをしていて、黒いマニキュアを塗り、全身黒い服に身を包んでいて、自分は魔女で魔女グループの一員だと言いました。ジョネルは、自分自身について不安げに私に教えてくれ、私も言葉を控えていました。私たちは、1年以上にわたり、週2回の頻度で会いました。彼女は魔女グループのことを心配していて、グループの「ヴィジョン」のいくつかが「正気とは思えないこと」すれすれになりつつあるのを恐れていました。そのグループは、暗号化されたジェスチャーを伴った私的言語を開発し、想像の世界を作り上げてその中では友人たちやスタッフに架空の名前を授けていました。

　ジョネルは、その想像世界と現実世界との境界をもはやコントロールできない、と感じていました。彼女はクラスメイトや先生たちを架空の名前で呼び始めましたが、そのことは、自分たちだけの現実は元々の現実的世界に決して明かされてはならない、という魔女グループの取り決めに違反していました。彼女は今や、魔女仲間のひとりが自分を殺そうとしていると確信していて、保護を求めていました。どんな種類の保護かを尋ねると、彼女はハンドバッグに手を伸ばし、小さなおもちゃの拳銃を取り出しました。

　魔女グループの世界に加わったことに関しては、彼女は後悔したことはありませんでした。ですが、頭の中の力強い声にだんだんと不安を感じるようになってきたのです、というのもその声は、彼女が「呪われたやつ（the damned）と一緒に居られない」なら魔女仲間のひとりを殺せ、と語りかけていたからです。私は、そのおもちゃの拳銃をこちらに渡してくれないかと頼み、その拳銃は自分を守るよりもむしろ傷つけてしまうかもしれないと伝えました。

　私は彼女に、魔女仲間から実際に身体的危害を受ける危険性はないこと、

しかし一方で、現実世界から長期間逸脱してしまっているせいで幻覚を見ていたり、実際に現実との接触を失いつつあるところまで今は来ていることを話しました。彼女は私のことをじっと見つめました。そのセッションは面接時間を超過していましたが、他に患者もいなかったので、そのまま約2時間、一緒に部屋にいました。

　しばらくしてやっと彼女は「すぐに家に帰った方がいいと思う?」と言いました。彼女が言っているのは、大学を辞めてセントルイスの家族の元へ戻るべきか、ということでした。実家はどんな感じなのか訊くと、両親とも親切な人たちだと答えました。私は、もしセントルイスの治療者に見てもらえるよう紹介が必要なら自分はそうするつもりであり、大学を一時的に休学できるよう手助けするつもりだ、と伝えました。彼女がセントルイスで何をするつもりなのかを尋ねました。彼女は、家族との食事は癒しの時間のように感じられるし、両親から仕事の話を聞くのは大好きなのだ、と言いました。彼女の母親は衣料品街で、父親は消防署で働いていて、彼女を楽しませたりわくわくさせたりする話題には事欠きませんでした。それで日中はどう過ごすつもりか訊くと、彼女は、また詩を読んだり書いたりするのを再開しようと思う、と言いました。彼女は、魔女グループの魔女たちに関して、あの子たちから自分を守れるだろうかと質問してきました。私は次のように言いました。良い知らせと悪い知らせがある。悪い知らせは、十中八九、彼女たちはあなたを避けるだろうし、二度と話しかけないだろうということ、しかしこれは良い知らせでもある、と。彼女は束の間微笑むと、実際はそうするのがルールなのだと言いました。それから私は、彼女が実家に戻る手はずを整える手助けをしました。

　数か月後、ジョネルから短い手紙をもらいました。彼女は今も声が聞こえていることを知らせてくれたり、「この世界は時々、私には色鮮やかになります」ということも手紙に書いてありましたので、そのことから私は、彼女が幻視を体験しているのだろうと思いました。それでも彼女は、英語を再び話せることとこの世界に参加できることに深く感謝している、と書いていました。

私はクラークから大切な教訓を教わりました。それは、患者が自分自身をど
うやって助けるかについて知っていることを見つけ出しなさい、そして患者
自身による自己療法技法から患者が学ぶのを援助し、その後はその技法を使
って作業しなさい、ということです。ナイジェルは力強い理想自己に同一化
していましたし、そのことが危害を加えるような暴力行為を犯すことから彼
を守っていました。もし彼がユーモアのセンスを発達させることができたな
ら、精神病的な独善的態度の影響下から抜け出して、運が良ければ、本当に
大変な時期をくぐり抜ける中でなんらかの援助を見つけるかもしれません。
ジョネルは、もし実家に戻って両親と一緒にいれば、ふつうの生活から生じ
た物語をただ聞いていることで、精神病へと徐々に落ちかけているところか
ら後退できるだろうと、わかっていたのです。

　その数年後、マシュード・カーン[19]が「自己治癒（self cure）」と命名したのが
これのことなのでしょうが、彼はそれを自己の病理の一部だととらえていま
した。カーンもウィニコットも、それは実質的には道徳的命令であり、打ち
倒すべきものととらえていました。なぜならそれは、偽りの自己の構造の一
部でしかないからです。時にはそれも真実かもしれませんが、彼らは、クラ
ークや他の人たちによって高く評価された何かを理解し損ねていたのです。
たとえば、そのような装置がトラウマから回復するための試みであることは
よくありますし、それ自体は人生の過程において計り知れない価値があるは
ずです。

　ナイジェルは、長いあいだ、恐ろしいイメージを維持し続けていました——
それは私たちふたりの作業によって少しだけ修正されました——が、よりの
んびりとして寛容な内的世界を、ひそかに育み始めていたのだと私は考えて
います。セントルイスに戻った後、ジョネルは偽りの自己の助けを借りて、
現実と折り合いをつけ始めました。悪評高い偽りの自己でも、人が内的変化
を被っているときに、その人を守る必要不可欠な移行的パーソナリティとし
ての役割を果たすことがあるということを理解しなければなりません。それ

19　Masud Khan（1924-1989）　英国の精神分析家。ボラスの訓練分析家のひとり。

3　凍結精神病

63

は、ひそかに狂っている人たちをこころから安心させることのできるものな
のです。

原注：

1. Jean-Luc Donnet and André Green, *L'Enfant de ça: psychanalyse d'un entretien, la psychose blanche* (Paris: Éditions de Minuit, 1973). （未邦訳）

4
フリースピーチ

　私が指導した学生たちは、判で押したように、作文の授業を恐れていました。学生たちの書く作文はたいてい、ある詩だとか短編についてレポートをまとめるだけのお粗末なものでした。自分のアイデアというものがほとんどないのです。
　ある日、私は1年生の作文クラスでこのように言いました。「こうしてみましょう。これからある詩を読み上げます。その後みなさんに、こころに思い浮かんできたことはどんなことでもいいので挙げてもらい、それを黒板に書いていきます。イメージ、単語……何でも結構ですのでそのまま教えて下さい。ただし、**考え**ないように。」
　私が詩（その時はシルヴィア・プラスの詩でした）を読み上げると、すぐさま学生たちは、思いついた単語やイメージを私に浴びせてきました——バッファローの地から始まり、この国のほかの地域、風景、人々などです。5分後には、大きな黒板が「アイデア」でいっぱいになりました。それを一緒に声に出して読み上げてから、私は学生たちに、そこに書かれたイメージを線でつなぐように言いました。2、3人の学生が出てきて、ひとつのイメージを次のイメージへとつなげ始め、そうして黒板いっぱいのコネクションの網の目ができあがりました。
　全員の応答をまとめあげたものをじっくり検討してみて、私たちはそこに浮かび上がってきたいくつかの点を発見しました——その点こそが、作文を生み出す可能性を秘めた基盤となるものでした。次に私は、その日の宿題として別の詩を学生たちに与え、今日黒板でやった作業を今度は自分ひとりで

やってみるように言いました。学生たちには、考えるのではなくこころに浮かんだことをただ書くように、と繰り返し強調しました。次の授業で、学生ひとりひとりに、やってきた宿題を別の学生に渡してもらい、線でイメージをつないでくれるように言いました。私はランダムにいくつかの応答を取り上げ、クラス全員に向けて読み上げました。そして、この書き手がその詩について何を言わんとしているかわかりますか、と尋ねました。

　学生たちは初め、尻込みしていました。自分の連想からそれらが何を指しているかを見て取るのは難しいことではなかったのですが、学生たちは自分の無意識がもたらしたものを信じるためには「それでいいんだよ」と言ってもらう必要がありました。それからの数週間、私はこの演習を何度も学生たちに繰り返させ、そうしてから学生ひとりひとりと個別に会って話し合い、そこからようやく学生たちは作文にとりかかりました。

　振り返ってみますと、私が教育のひとつの方法として自由連想法を意図的に用いたのは、このときがおそらく一番最初だったと言っていいでしょう。これは私の考えを発展させる上で重要な一歩でした。つまり、もし相手の自由連想に近づくことができるなら、相手が自己の奥底からただ語ることができるなら、その中核にある創造された真実について多くのことを教えてもらえるだろう、と私は考えていました。

　ナイジェルを臆病者呼ばわりすることが彼に変化をもたらすとは、当時の私は知る由もありませんでした。しかしその頃までに私は、無意識が生み出す連想を十分に信頼するようになっていたので、時には自分のこころに浮かんだことをそのまま言葉にできるようになっていたのです。そうした無意識からの意見をその言葉通り患者に伝えると —— それは連想であって非のうちどころのない真実とはいかないのですが —— 、患者の連想過程そのものの中に目を見張るような自由と可能性が生まれるのです。

　多くの精神病患者は、自分が見る幻覚について話し合ったり、幻聴が患者自身に向けて語ったことを正確に報告したりすることを拒むでしょう。ですが、もし連想すること —— あるいは「フリートーク」と私は呼びたいのですが —— を手助けするなら、患者は、他の人がするように、自分を占領してい

る思考の流れを明らかにしはじめるでしょう。[原注1]「さあ教えて、昨日は何をしたの？」のようなシンプルな問いかけは、ひょっとしたら現実の出来事に関する報告しか引き出さないと思われるかもしれません。しかし精神病の人が日常生活のふつうの活動を説明しはじめるとき、ある話題から別の話題へと話が飛ぶ中で、無意識に内在する観念のつながりが明らかになるのです。

それだけでなく、内的苦痛に悪戦苦闘する代わりに日々の現実について語ることで、つなぎとめられる感じと安心感がもたらされます。やがては、自分が考えていることを開示しようとしていることに気がつき、彼らは妄想的反応を示しかけますが、たいていはその後、これが単なる心的過程であって自分に危害を加えようとするものではない、ということを発見します。それどころか、それは生成的であるし、滋養的でもあり得るのです。

20世紀後半、統合失調症や躁うつ病の患者に自由連想を要求してはいけないというのは、精神医学では当たり前のことでした。そのようなアプローチは、患者を一次過程という混沌とした世界へと陥らせて、病気の部分をさらに深めてしまうだけである、ということが言われていたのです。そんなことより、現実にしっかりと定着させ続けるべきで、防衛を強化し、患者が言おうとしていることに内在する無意識的意味をあえて取り上げないようにするべきだ、という意見です。躁うつ病の思考過程は、一貫性を持った思考を欠いた「連合弛緩」として片付けられてしまいました。統合失調症者による連想は、元々が何のロジックもない無意味な「言葉のサラダ」とみなされていました。たしかに、精神医学や心理学の訓練を受けた多くの人たちは、とにかく精神病患者と話すのを嫌がりました。彼らは、患者がやりとりを求めて近づいてくると、笑顔と、ある種の蔑むような善意にあふれた忍耐とで、歓迎します。しかしやりとりが終わるのを待つのがその狙いで、その後は患者を「地に足をつけるように」させますし、その際には薬を増やすかあるいは入院期間を延ばすことがよくありました。

私は経験から、全く異なる考え方を学びました。アメリカにはハロルド・サールズ、ブライス・ボイヤー、ピーター・ジョヴァチーニ、英国にはウィルフレッド・ビオン、ハーバート・ローゼンフェルト、ハンナ・シーガルと

4　フリースピーチ

いった人たちがいますが、彼らは統合失調症者の自由連想と無意識的コミュ
ニケーションに耳を傾けることを信じていました。EBACでニックとの作業か
ら私が学んだことを考えると、もし精神病的な子どもが物語を熱狂的に活用
することでその子をどうやって助けたらいいかを教えてくれるなら、それな
ら精神病的な大人にも同様の機会を与えるべきだろうと思ったのです。ナイ
ジェルから私が学んだことは、一見すると閉じ込められている自己（incarcerated
self）を解き放つために無意識的連想の自由さを信じてもいいのだ、ということ
です。詩について考えなければならず精神病的な麻痺状態気味になった「ふ
つうの」学生たちからは、単に連想を求めることがきわめて創造的で無意識
的な読みを生み出すということを学びました。

　次章以下の議論にとって重要なことなので、分析家と患者双方における自
由連想の治療的役割と、その自由連想が統合失調症やその他の精神病との作
業ではどのように用いられるのかについて、もう少し考えてみましょう。

　1980年代の5年間、私はニューヨークで「無意識的コミュニケーション」に
関するワークショップを開催していました。そのグループの臨床家たちは、
さまざまな経歴の非常に経験豊かな開業医たちでした。1回3時間のミーティ
ングでひとつの事例を聞きました。しかしこれは、ふつうの臨床提示では
ありません。発表者は、自身のコメントや連想をすべて除外することが求め
られます。いかなる種類の背景情報も提示してはいけないのです。つまり、
生活史もなし、言及された名前に関する説明もなし、患者の性別や年齢すら
ないのです。私たちが聞くのは、患者の言葉の中にある、考えの流れのみで
す。

　数分ごとに、私は発表者を止め、グループに連想を求めます。解釈は禁止
です。その代わりに参加者は、生活や感情やイメージから連想したことを言
ったり、印象に残った個々の言葉から引き起こされたであろうことについて
あれこれ考えることが、推奨されました。私たち参加者は、発表者にどのよ
うな質問もしてはならず、自分たちの連想を声に出すときには、表情から影
響を受けないように、発表者の方を見ないようにしなければなりません。参
加者が喋っているあいだ、発表者はメモを取りますが、それは自分たちがど

のように患者の無意識に近づいているのかを後で理解する助けにするためです。

　このやり方で提示された連続した2セッション分を検討するのに、約2時間かかります。その後、自分たちが考えたと**思っている**ことを総括する作業があります。案の定、そのグループは、ある種の集合無意識的なこころになっており、さまざまなゲシュタルトを形成しています。それから発表者は、私たち参加者が考えたことがその事例とどのようにリンクしているかを、30分かけて教えてくれるのです。

　これらのミーティングを文字に起こさなかったことを、私は非常に後悔しています。参加者たちは、どういう文脈なのかについて情報がなくても、そのグループに提示された、生産的なシニフィエや、多彩なイメージや、性格特性にもとづくだけで、自分自身の無意識的調律を通してこの人物の諸側面をいかに理解できるかということを、例示したのです。

　私は同様のグループを、他の国でもいくつか開催しました。臨床家たちの能力はさまざま ── その多くはグループが集合的に受け入れ可能な無意識的心理をいかに効果的に形成できるかにかかっています ── なのですが、参加者たちは、私たちがこのようにして患者の様々な側面をいかにして的確に読み取ることができるかを知って、いつものことながらたいそうびっくりするのです。

　このアプローチの核となる原理（axiom）は、参加者グループが無意識の集合的なこころを発達させることであり、そのことが、もしもの想いの状態にある分析家によって傾聴されるなら、明らかにされ得る無意識的な考えおよび情緒を伝えているのだろう、ということでした。

　私たちは皆、集団の中で生活していますし、そうした生活も ── 家族という小集団や国家という大規模集団など ── 必ずグループ分けされていて、いずれもがそれぞれの「集合的無意識」を発展させています。ユングによるこの有名なフレーズは、それぞれの文化が固有の社会的無意識をいかに受け継ぎ伝達しているかについて言及しています。ビオンとA・K・ライスが提案したモデルで訓練されたグループ・セラピストは、見知らぬ人同士の集団は、

4　フリースピーチ

固有のグループ心理を発展させようとして、彼らの中にある諸機能をいかにして素早く割り当てるかを知っています。生活上の生の体験――愛、憎しみ、羨望、不安、希望、絶望、困惑、狂気――は、力強い情動状態としてグループに入り込みますし、これらを処理する能力は、集合的なこころを形成するグループ成員にかかっています。あるメンバーは、そこで生じた情動を感知する、グループの「触覚役 (feeler)」として任命されるかもしれず、その人は私的な感情体験であるように見えるものを経験していますが、実際はグループ全体の潜在的で新たに出現した経験の一部であることが判明するのです。別のメンバーは、グループの「とりまとめ－代弁者役 (organizer-speaker)」であるかもしれませんが、その人は触覚役の情緒をフレーズや思考のまとまりへと変換し、落ち着かない状態をより内省的なものへとグループが変形する手助けをしてくれるのです。

　このアプローチによって、グループというものがいかにして独自のグループ心理を形成し、そしてそれを失い、その後集合的過程を通して再発見するのか、ということが理解できます。グループ心理を成長させてセッションの素材を処理できるようにするために、他のセラピストたちと作業することは、無意識的に考える練習をするひとつの方法でした。ですがそれはまた、いろいろな機能がいろいろなメンバーに割り振られている独自の集団を形成する個々人の能力を成長させ、それを経験させるひとつの手段でもありました。

　EBACでは、午後にはいつもスタッフが集まってその日の報告をしていましたが、それは自分たちの集合的無意識に戻ろうとしていたのです。これは、私たちのグループが、自分たちの気持ちを落ち着かせ、集合的無意識の内側にある諸機能を常に変化させ続け、そして翌日に備えるための方法だったのです。バッファロー大学学生健康センターでの毎週のスタッフミーティングもまた、この集合的無意識、つまりグループ心理の形成への回帰でした。その母体は時間とともに成長し、幅広いさまざまな視点をもった多くの異なる臨床家たちで構成されていました。しかし彼らは、この独特の感覚を全く無意識に（そして自然に）組み立てていたのでした。たとえば、仕事仲間のグループが一緒に考えるという創造的な過程がそれです。自由連想におけるワー

クグループは、完全にグループ心理の創造次第であって、そこでの役割と機能は無意識的にメンバー間に割り振られます。そのメンバーたちは、声に出して考えることで、それぞれの臨床家から報告された無意識的な思考の筋道を知覚する鋭敏さと直感的に理解する力に貢献していたのです。

　これは、統合失調症者と作業する際の何と関係があるのでしょうか。簡単に言うと、患者たちはいかなる集合的無意識過程にも参加することができないのです。私たちが現実と呼ぶものから彼らが外れてしまったことは、非常に深刻であるために、国家的な無意識や、地域的または地方的無意識、自分の家族などとの —— それどころか、誰かれなくひとり残らず —— 関わりを失ってしまったのです。願わくば、そうした患者たちと作業する者たちがグループ過程や集合的なこころに内在する自分自身の役割に関していくらかでも知識があるなら、そして患者から投影された素材に対する抱える環境として機能できるのであれば、そのときは、彼らは、他者と接触しそれを維持する方法を患者が見つけるのを助けることができるでしょう。

原注：

1. 臨床実践における自由連想の理論およびその使用に関する説明としては、以下を参照のこと。Christopher Bollas, *The Evocative Object World* (London: Routledge, 2009)（未邦訳）および *The Infinite Question* (London: Routledge, 2009)（館直彦訳『終わりのない質問：臨床における無意識の作業』誠信書房、2011 年）

5
魔法のベンチ

　1973年の夏、私は精神分析家としての訓神を受けるために、英国に渡りました。ロンドン精神分析研究所は、英国精神分析協会の訓練機関です。候補生1年目は分析を受けることに費やし、翌年になるまでセミナーには参加しませんでした。たいていは2年目の4月に最初の訓練症例を、同年秋までに2例目を開始しました。ほとんどの人は4年間で資格を与えられ、英国精神分析協会に選出されました。訓練をしている人たちの約3分の1は国外、特にヨーロッパと南米から来ており、この人たちの約半分は、資格を得た後に母国へ戻って行きました。

　その当時の他の精神分析訓練研究所とは違って、英国協会は非医師の候補生を歓迎していました。ロンドン研究所はこれまで、フロイトが非医師による分析（lay analysis）を擁護したことを重く受け止めてきていますし、訓練生も、哲学や文学、物理学、美術、人類学、ビジネス、そしてスポーツまでも含む、様々な生活圏から来ていました。非医師による分析への肩入れは英国協会創設当初からあり、その当時はエイドリアン・スティーブン（ヴァージニア・ウルフの兄）、ジェームズとアリックスのストレイチー夫妻やその他の人たちがいて、訓練にブルームズベリーグループの精神を注入しました。もちろん、候補生の中には医師や精神科医もたくさんいました（とりわけD・W・ウィニコットはその時代ではほぼ間違いなく世界第一級の小児科医でした）が、彼らは自分の受けた医学的訓練を、精神分析的に考えることの基礎とはみなしていませんでした。彼らが分析について学んだことは、こう主張すると思うのですが、寝椅子から生まれたのでした。彼らは経験から学んだのです。

それほど多くの知識階級が参加したなら、その研究所もさぞや大層な場所だと思われるでしょう。でもそうではありませんでした。

　第一に、興味深い指令がありました。つまり、訓練期間中は、精神分析の本はあまり読ま**ない**ように指示されるのです。実際、参加していたセミナーで割り当てられた論文だけ読むことができましたし、精神分析を開始した1年目は、精神分析関連の本は一切読まないように言われるのです。読書は、分析に身を置くことの体験そのものの邪魔になると考えられていました。私たちは何よりもまず内側からそれを知らなければならないのです。これはまさしくイギリス経験論哲学の精神です。私たちが行う分析のエビデンスは、1回1回のセッションごと、毎週毎週、毎月毎月の精査を通して築き上げられなければなりませんでした。まがりなりにも、私たちは科学者ですので、協会の会合は「科学会議（Scientific Meetings）」と呼ばれました。

　第二に、イギリスは、「経験的な」エビデンスに裏打ちされていない理論は大嫌いです。訓練期間中、理論は必ず、長い症例報告を通して紹介されました。これらの症例は治療の要約ではなく、可能な限りではありますが、患者と分析家が正確に何を言ったかについての非常に詳細な逐語的報告です。どんな説明もディスカッションを待たなければなりませんし、訓練生はそれゆえ、そのセッションで実際はこういうことが起こっていたのだろうという自分なりの見解に、自由に思い至ることができました。

　最近は、いわゆる「エビデンス・ベイスド（証拠にもとづいた）」セラピーについて書かれたものがたくさんあります。臨床家はどのように実践しているのか、彼らはなぜそうやるのか、それがどう効くのかといったことの方が、セッション中に患者と分析家のあいだで交わされることの細かい提示よりも良いというエビデンスを、私は聞いたことがありません。1世紀以上前から分析作業の大半は、結局は、考えるすべての人に向けられた、証拠にもとづいた説明の全体的な事実の羅列ということになるのです。

　バッファロー大学で知り合いになった英語学教授のスチュアート・シュナイダーマンは、ジャック・ラカンの分析を受けにパリに飛びました。私たちふたりは、英国とフランスでの各々の訓練体験に関するメモを時々共有しま

したが、そこではっきりしたのは、意外でもないのでしょうが、フランスの人たちは英国とは全く異なる訓練方法を採用していたことでした。フランス精神分析はまだ1968年のあの熱烈な痛みの真っただ中にありましたし、かの地の候補生たちは、哲学的な著者、とりわけクロード・レヴィ－ストロース、ルイ・アルチュセール、バールーフ・スピノザ、Ｇ・Ｗ・Ｆ・ヘーゲル、マルティン・ハイデッガーらの熱心な読者でした[20]。彼らにとって精神分析とは、何よりも西洋思想における重要なムーブメントでした。フロイトは、タルムード[21]のように読まれました。理論がすべてだったのです。精神分析は、なんだかんだ言っても抽象概念の世界にあるもので、まず最初に知的な観点から考えられる必要があるのでした。

　しかし私自身の考えは、アメリカでの様々な臨床実践の経験から発展してきました。ロンドンに到着して訓練を始めるにあたり、私はまず最初に、個人相談センター（the Personal Consultation Centre：PCC）という、キングスクロス駅の向かいにあるメンタルヘルスクリニックに着任しました。

　英国に到着した１日目、ちょっとしたカルチャーショックを受けている自分がいました。建物の階段を上がっていって、時間通りに到着したのですが、誰もいないのです。ドアは開いていましたので、私は待合室に座って待ちました。15分ほどすると、若い女性が現れました。彼女は「あら、どうも……」と言い、私のことがわからず止まってしまいました。なんと、私は患者と思われたようでした。「どうも。クリストファー・ボラスです」と言うと、「あら、そうね、お会いできて嬉しいわ」と彼女も言いました。「ちょっと待ってね」と、ドアのひとつを通って消え、ドアが閉まりました。少しすると、マイラ・チェイヴ－ジョーンズ（Myra Chave-Jones）が出勤してきました。彼女は、PCCへの就職面接のためにボストンまで私を尋ねてくれたことがあったのですが、私を見ると一歩下がり、手で口をふさいで驚きで目を見開い

20　フランスで1968年と言えば、五月革命などの学生運動で有名な年。思想史的にもこの前後に大きな変革があった。

21　ユダヤ教の律法。

ていましたし、ショックを受けているようでした。

　　「ああ、そうだったわ……来たのね。」
　　「ええ、こんにちは。」
　　「お茶は？」
　　「何ですか？」
　　「お茶はいかが？」
　　「いえ結構です、朝食を食べてきましたし……。」
　　「いいわ……すぐに戻るわね。」

　そして、彼女もドアの向こうにいなくなりました。
　永遠に待ち続けているかのようでしたが、突然、ほぼ同時に、私の新しい
同僚ふたりが、それぞれの部屋のドアから現れ、私のことを喜んで出迎えて
くれたのです。これは私がそれまでの人生で受けた中でも最も落ち込んだ歓
待でした。私に対して、調子はどうかとか、旅はどうだったかとか、引っ越
しは片付いたのかなど、ひと言もありません―― そういった声かけは全くな
かったのです。後になって理解したのですが、そのような質問をすることは
(少なくとも当時では)、全くの場違いであると考えられていたようです。イギリ
スの人たちは、そうした質問を自分たちにもして欲しくないし、同様に他人
にも押しつけないのです。だから、沈黙はある種の交換条件なのです。
　この全く異なるコミュニケーションのスタイルに慣れ、自分でも使えるよ
うになるには、何週間もかかりました。しかし、そこでの滞在は刺激的で、
エドワード・ヒース政権が省エネをうたって夜間の街灯をほとんど消してく
れていたために、すっかりディケンズ風の雰囲気を醸し出していました。
　仕事に就いて2週目のある朝、キングスクロス駅の方向から大きな爆発音
が聞こえてきました。鈍くこもったドンという音で、列車がスピードを出し
たまま壁を突き破ったのだろうと思いました。すぐに大勢の人たちが地下鉄
の駅から出てきましたが、血まみれですすに覆われ、壊れたカバンや傘を握
りしめていました。後に判明したことですが、それは、1970年代にアイルラ

5　魔法のベンチ

ンド共和国軍が数多く爆発させた爆弾のひとつでした。しかし、PCCで私の到着を出迎えてくれたあの超然とした冷静さと全く同じ精神で、私の同僚たちは、まるで本当に重要なことはまだ起こっていないかのように、自分たちの仕事をいつも通り淡々と進めていました。以前本で読んだことのある、伝説的な戦時中の精神にまつわる何かを、実際に目の前で見ているのだなと実感しました。イギリス人はどんなときもじたばたしないのです。

　個人相談センターへの紹介は、ほとんどがユニバーシティカレッジ病院、ロンドン大学、マリーストープスクリニック、タヴィストッククリニック、あるいは地元の医者たちなどからのものでした。私たちの仕事ぶりは良かったのですが、5、6人しか来談しない日が何日もありましたので、自由な時間は十二分にありました。私はこの設定に満足していましたが、それはつまり、自分の（メルヴィルについての）博士論文執筆の作業を進めることができるという理由からでした。それでも時折ふらっと立ち寄る患者はいました。

　イギリス人というのはちょっと立ち寄るという習慣のない人たちで、事前連絡なしに行くと毎回ひどく驚かせてしまうのです。ある日、粗野な服装の堂々とした50代男性が待合室に立っているのに気づきました。

　　　「何かご用ですか？」
　　　「あんた、アメリカ人？」
　　　「はい。」
　　　「個人相談って出てるけど。」
　　　「そうです……。」
　　　「そいつをやって欲しいんだ。」
　　　「個人相談をご希望ですね？」
　　　「ああ、そうだ、個人相談だ。」
　　　「ええと、かまいませんよ。オフィスにお入りになって下さい。」
　　　「はいよ、旦那。」

　1時間ほど、この男性は、自分がどのように少々難儀しているかを教えて

くれましたが、自分でも何をして良いのかわからなかったのです。会うこと
になっている家庭医のことは彼は好きではないし、とにかくそういうことは
信じられないのでした。彼は、お金とか施しとかそういうものを期待してい
るのではないと、私に断言しました。彼は援助の受け方は知っていました。

「おれの頭なんだよ。」
「あなたの頭？」
「ああ、そうさ。調子悪くなっちまってるんだ。」
「どんな感じなんですか？」
「道に迷うんだ。自分がどこにいるのかわからなくなるんだよ。」
「そうなったのはいつ頃から？」
「ええと……そうだなぁ……でも最近だよ。」
「頭痛がしたり、見たり歩いたりするのに支障はありますか？」
「いやいや、そういうことはねえな。もっと個人的なことだよ。」
「違和感があるんですね。」
「ああその通りだよ、旦那。自分がどこにいるのかわからなくなった感
じがするんだ。」
「こういった感じのことは以前にもありましたか？」
「ああ……ああ、あるね。」
「本当に？」
「ああ。」
「それで、以前はこういう感じのとき、どうしましたか？」
「ええと、病院に行ったよ、ほら、この先にある、でもそこじゃ何もわ
かんなかったよ。で、家庭医に言わせりゃ、おれが酒を飲んでるせい
だってことだけど、おれはそんなに飲んじゃいないよ。野外生活が好
きだし、やつらはもっと屋内で過ごすべきだって言うんだけど、そん
な生活はおれじゃねえ（that's not me）よな？」
「あなたではない？」
「ああ、そんなのは全くおれじゃねえよ。」

5　魔法のベンチ

「それで今回のように感じたときにどうやって切り抜けたんですか？」

彼は椅子の背もたれに寄りかかり、表情は変わり、安心した満面の笑みを私に向けました。

「おれのベンチに行くんだよ。」
「あなたのベンチ？」
「ああ、魔法のベンチ（magical bench）って呼んでんだ。」
「本当に？」
「おれの魔法のベンチ。」
「で、それはどこに？」
「それは……ほら……ゴードン・スクェアの向こうだよ、茂みに隠れちまってるけどよ。」
「それならそんなに遠くないですね。」
「ああ、すぐ近くにあるよ。」
「ええと、ぼくの考えなのですが。あなたは自分のベンチに行ってそこに好きなだけ座っていればいいと思います。今回もそれが助けになるかわかるでしょう。ここは夕方5時に閉めます。ぼくは毎日ここにいますので、あなたの素晴らしいベンチが今回役に立たなかったら、ぼくのところに会いに戻ってきて下さい、ふたりで解決しましょう。」
「ああ、先生、あんた頭いいんだね。」
「何て言いました？」
「先生は最初からわかってたんだね。どうやっておれのことを助けたらいいかわかってたんだ。」
「ええと、むしろあなたが**ぼくを**助けてくれたんですよ。」

彼は立ち上がりながら、自分の持ち物を集め始めました。

「ええと、そろそろ行かなきゃ。楽になったよ ── それに、おれのベ

ンチには他のやつに座って欲しくないしな。」

「それに戻ってきてくださいね、きっとですよ、もし今回うまくいかなかったら。」

「そんな、先生、うまくいくって。いつもうまくいくんだ。」

　この男性にはふたたび会うことはありませんでしたし、私の対応が正しかったのかどうかもわかりません。病院で検査を受けることを勧めるべきだったのでしょうか。彼の問題を引き起こしている器質的条件が根底にあったとしたらどうだったでしょうか。しかし彼の意識はとても明晰でした。彼は風変わりで無作法でしたし、外見も威圧的で場違いのように見えますが、自分が情緒的な問題に陥っていることはわかっていて、それを何とかするために何をすべきかもわかっていました。

　1975年にタヴィストッククリニックに移り、私はそこに新設された成人心理療法プログラムの訓練を受けました。そのプログラムでは、候補生は4年間勉強し、個人心理療法（長期および焦点づけ）、カップルセラピー、集団精神分析、それと家庭医の診療所への派遣（割り当て）といったコミュニティワークの形式、などを学ぶのです。タヴィは、一般に知られているように、その当時はすでに、心理療法の世界ではその指導的役割で知られる、国際的に広く認められたセンターでした。ほとんどすべての学派 —— 精神分析理論、システム理論、場理論、ゲシュタルト理論、焦点づけ理論、エンカウンター理論、その他いろいろ —— が、さまざまな形でその建物の中に存在していました。タヴィストック人間関係研究所は、集団行動の研究を専門にしていたクリニックから分かれてできたもので、組織に対するコンサルティングの非常に洗練された形式を提供していました。

　タヴィが世界的にも有名である理由のひとつが、ウィルフレッド・ビオンが精神分析家としてその早い時期にそこで働いていた、という事実でした。対象関係へのタヴィのアプローチは彼の理論に大きく依拠していて、その理論によると、こころというものはそれ自体グループプロセスであって、不安・嫌悪・羨望・貪欲さによって、あるいはこうした要素と接触することから自

己が免れるようにするために理想化・希望・高揚感などといった防衛によって、突き動かされる、という想定に支配されているというのです。こころというのは、お互いにつながりのないことがよくある要素の持続的な動きですし、それゆえに、意識領域の外側にあるのです。ビオンにとって、人間の集団はいずれも、実質的には、この内的組織体（internal organization）を映し出したものですし、個人の中で生じる多くの同じ葛藤によって支配されているものなのです。

　ビオンは、すべての人が持つふつうの精神病的部分、とりわけ、統合失調症に興味をそそられました。かつての彼の被分析者だった（その後、タヴィの所長になる、ロバート・ゴスリングのような）人たちからスーパーヴィジョンを受けた私たちのような人や、あるいは彼の生徒たちは必然的に、自己やグループに関するビオン的視点で訓練を受けました。ビオンは名目上はクライニアンではありますが、彼の心理学は自己や、他者と自己との関係を考える新しい方法でした。それが人間心理の深淵な見直しであるのは、昔も、そして今現在もそうなのです。

　タヴィストックでは、私の患者に統合失調症者はいませんでしたが、タヴィで働きながら開始した個人開業では複数の統合失調症者を受け持っていました。ビオンの見方が私の考え方に影響を及ぼしているのは、避けられないことでした。たしかに、ビオンの方法論に由来するプロセスを展開するタヴィのグループ運営から、私は自己の精神病的性質についてたくさんのことを学びました。グループアナリストは、90分間のほとんどで沈黙を保ちます。そうすることで、そのグループはグループ自体にゆだねられるのです。たとえば、話すこと、分析家や各メンバーについて考えること、そして多くの場合、この時間の制限を超えてひとつの実体としてのグループに起こり始めている何かを体験すること、などです。リーダーシップはメンバー間で移り変わりますし、話のテーマもさまざまな理由から寸断されるため、タヴィのグループは、さほど時間もかからずに、不安と嫌悪、羨望と飽くなき貪欲さ、躁的希望と理想化といった深い形式へとたどり着きます。このような変化を促す形式（mutating forms）は、人類のみならず、参加者それぞれおよび全参加者

の個々の病気に固有の問題を具体化するのです。

　集団精神分析家が解釈をする際、その解釈はそのグループにのみ向けられ、個々人に向けられることはありません。そのグループのこころの原始的状態に向けられるのです。そのため、たとえばグループの時間をたくさん取っていると感じられるメンバーにグループが焦点を合わせて批判的になっている場合、分析家は「グループは、お喋りが過ぎたと考えていますが、今はお喋りをどうしたらいいかわからないのです」といったことを言うかもしれません。明らかにこのアプローチでは、お喋りし過ぎる人の行為という点から、グループそれ自体の重要な部分である何かをする人という観念へと、強調点を移しています。お喋りな人は、グループと不可分なのです。実際、精神分析家による別のコメントは、さらに、「グループは、お喋りを止めさせるかどうか迷っているのです」と続くかもしれません。

　たいてい、ひとりかふたりは数週間で脱落しますが、まもなく、残った人たちもこれ以上はひとりも孤立することはないしグループのスケープゴートになることもない、という安堵を感じるようになります。他方、グループの方も、その精神分析家をある種の友好的で信頼できる人間にするような、ありきたりな型の個人介入によって分析家に助けてもらうための方法を探し出す、ということをしなくなります。

　分析家は別世界から来ているようでした。彼はこころそれ自体の内側から機能している、すなわち無意識の要素間の、そして無意識と意識のあいだの、言葉によるある種の対話者なのだ、と言えるかもしれません。

　このことに追加して言えるのは、ビオン派の精神分析家はたいてい、彼が取り組んだ精神病プロセスそのものを見習ったのだということでしょう。集団精神分析のこの形式で訓練を受けることは、ましてそのようなグループを数年にわたって運営することは、時には辛くなるものでした。しかしながら、それは統合失調症者とともにいるという手際（art）に関して言えば、ことのほか適切な教育であり、ラテン語の学習が古典や中世のテキストの肝心な部分を理解する上で不可欠であることと同じでした。タヴィでの訓練は、私がプライベートの相談室でお会いするような方たちの内側にある精神病的諸要

素間の相互作用を**理解する**助けになりました。ひどく単純化しているように聞こえるかもしれませんが、グループ —— その中で個々人は、こころの劇場からある役や別の役を、文字通り演じるのですが —— という劇場でのその絡み合いを私が目撃したという事実は、個々人によって表現されるそうした部分をより理解しやすくさせてくれました。それは、彼らが話す話題や、話し方、話す際のふるまい方、あるいは喋るときの私に対する関係の仕方などにおいてもそうだったのです。

6
独特な論理に耳を傾けること

　1977年に私はフルタイムの個人開業を行う精神分析家として働き始めました。北ロンドンにあるエドワード王時代の大きな家である自宅で、私は患者に会いました。建物の外壁に沿って面接室への通路があり、患者たちは外扉を通って中庭を抜け、裏口から入ります。待合室は広く快適で、本棚といくつかの陶器が置いてありました。

　ヨーロッパの大半の分析家と同じで、私はカウチ（当時は、ふつうのシングルベッドにウールの布を被せたものでした）に仰向けになった患者の真後ろに座りました。この位置から私に見えるのは、患者の頭のてっぺんと足元だけでした。そちらを見ていないとき、私は患者の話を聞きながら、部屋の真ん中あたりを見つめていました。患者の話を聞きながらというのはむしろ「患者を受け止めながら」と言うべきかもしれません。というのも、話を聞くことは精神分析家の仕事の一部でしかないからです。面接室は分厚いレンガの壁で囲われていたので、ほとんど防音の状態でした。家の中からの物音は全く聞こえませんでしたが、窓からは、鳥のさえずりや、登下校する子どもたちの声が聞こえました。大きな窓からは、6メートルほど先にプラタナスの木が見え、その先にはロンドンの淡い青色の空が見えました。

　私は週に5日、1日10時間、この部屋で過ごし、それを20年近く続けました。(原注1)

　すべての患者は違っており、固有のパーソナリティの力がありました。人がモーツァルトやシューベルトに対する内的な印象を呼び覚ませるのと同じようにして、私は患者ひとりひとりの**心的テクスチャー**を思い出すことができ

ます。何人かの患者は精神神経症者でしたが、それ以外のほとんどは重篤な障害を持っていました。この時期に私は精神病の人たちを分析しました。彼らは自己のうちに精神病部分を持っているといった人たちではありません。彼らは躁うつ病であったり、統合失調症であったり、妄想的であったり、またはヒステリー性精神病に苦しんでいました。

こうした尋常でない人たちのために私は深刻な課題に直面しましたが、ある意味でそれは精神神経症の患者となんら違いのないものでしたし、多くの点では、あまり根源的な障害を負っていない人たちよりも、彼らの方がより触れやすくもありました。統合失調症の患者で私が驚いたのは、彼らが話をし、私を信頼するまでになると、彼らは自分が考えていることについて極めて正直になるということでした。つまり、時間が与えられ、臨床家が集中して耳を傾ければ、彼らは変わることができるのです。

たしかに、大量に服薬していて、長期間入院している上に話し相手のいない多くの統合失調症者は、メンタライズしたり象徴のオーダーを使用したりできない人という一般的な固定観念に合致するような思考や会話や振舞いのフォームへと逆戻りすることはあり得ます。しかし私たちは、そうした悪化の原因を区別する必要があるのです。それは統合失調症に本来備わったものであり、統合失調症の特徴なのでしょうか。それとも、悲しいことではありますが、**見捨てられた**統合失調症者により当てはまるものなのでしょうか。つまり、精神機能を損なう心的引きこもりをもたらすような、価値が貶められた状態に放置された統合失調症者により当てはまるものなのでしょうか。

ミーガンが私との分析を開始したとき、彼女は27歳でした。背丈は6フィート[22]近くあり、短く刈った赤い髪のミーガンは並外れて人目を引きました。17歳のときに統合失調症と診断され、それまでに2回、精神病院に入院し、そのうちの1回は6か月に及びました。20代中頃までには大量に服薬するようになっていたため、家庭医の勧めもあり、彼女はこの一連の治療を止めることを決断しました。

---

22 約183センチメートル。

ある月曜日、初めてのセッションにやって来たとき、ミーガンは私が待合室に入っていっても座り続けたままで、私の存在に気づく素振りも見せませんでした。私は黙って1分間ほど立ち続けていました。そして、面接室に行く前に待合室で最初話せるなら、その方がいいのかもしれないですね、と話しかけました。「ええ、ありがとう」と彼女は言いました。彼女は木靴を履いていて、慎重にその靴から黄色い靴下を履いた足を滑らせ、靴をそっと自分の左側に寄せました。彼女はほとんどの時間、自分の木靴をじっと見つめていました。

　私たちは残りの時間、沈黙の中で座っていました。そしてセッションの終わりに、私は彼女に会うことができる時間を伝えました。私たちは、週5回彼女が来ること、翌日から開始することを決めました。

　火曜日、彼女は面接室に入ってきて、カウチに向かって歩いていき、窓の外を見ながらそのカウチに座りました。彼女は木靴を脱いで（このときはオレンジ色の靴下でした）、そして動かないままでいました。

　私は自分の椅子に座りました。ふたりとも何も言いませんでした。セッション終了の時間になり、私は終了を告げました。私は立ち上がり、ふだんと同じように面接室のドアを開けて廊下に出ると、出口のドアを開けて彼女が帰るのを待ちました。私とすれ違うときに、彼女は「ありがとう」と言いました。

　その後の数週間、ミーガンはほとんど何も話しませんでした。それから彼女は話し始めましたが、それは奇妙なやり方でした。

　「考える……（20秒の間）……彼らはそれを見たけれど、ええ……（2分の間）……ルイーズはそこに行きたがらなかった……（5分の間）……本当に何もない……。」

　私には、ルイーズが誰かも、彼らの見た「それ」が何を意味するのかも、そもそも「彼ら」が誰かも、全くわかりませんでした。

　これが、私たちの治療の最初の1年ほどのあいだのミーガンの話し方でした。

　時々、彼女は泣くことがありました ── 両手を頰にあて、涙を拭う彼女を

6　独特な論理に耳を傾けること

私は見ました —— が、泣く声は聞こえませんでした。

　彼女の論理構造になじむこと、別の言い方をすれば、彼女のイディオムでの考え方を学ぶことに、私は長い時間を要しました。私は、彼女と同じようなことをしていた昔のある患者を思い出しました。その患者は、長い休止をはさみながら支離滅裂に話しました。しかしその患者がそんな風に話すのは、以前に何かと解釈ばかりする臨床家の治療を受けていたので、治療者に割り込まれることを未然に防ごうとしていたからだということを私は知っていました。ミーガンにはこれは当てはまらないと私が理解するまでしばらくかかりました。つまり、ミーガンは、自分が声を出して話しているのかがわからなかったのです。彼女にしてみれば、頭に思い浮かんだことをただ口に出しているだけなのでした。けれども、そのほとんどは言葉として発声されずにこころの中に留まっているはずのものばかりだったのです。

　ですから私は、現に進行中の過程であるものに関する断続的なアーティキュレーション[23]（articulation）の受け皿なのでした。その後、私はミーガンにその言葉の空隙を少しでも埋めてくれるよう折に触れて頼んでみましたが、すぐに彼女にはそれができないと気づきました。実際それは、内的な思考過程を**そのまま**説明してくれるよう彼女に頼むのと同じようなものだったのです。

　代わりに私たちは、私が彼女のことを理解しているという錯覚にもとづいて生きのびなければなりませんでした。

　こうして私は、たとえ意識的には彼女が言っていることを理解していなくても、彼女の話のリズムの中で、時折、「なるほど」とか「うーん」と言うのでした。これは誠実でないと見えるかもしれませんが、私は自分の相づちが適切だと感じないかぎり、決してそうした表現をすることはありませんでした。こうしたコメントは理解を伝えるものではありませんでした。私が思うにそれはむしろ、生まれたてのものであるにせよ共有された情緒的経験を映し出すものでした。もしくは、精神分析家のリチャード・ルーカスが言うように、私は彼女の「精神病的波長」に周波数を合わせることを学んでいたの

23　音楽用語。フレーズを明瞭に表現すること。

でした。(原注2)

　そのうちに私は、彼女と一緒にいるこのあり方に慣れていきました。その
ため分析開始1年目の終わり頃に彼女がよりはっきりと話し始めたことは、と
ても衝撃的でした。ミーガンは個人的な生活におけるある差し迫った事情の
ために、特定の危機について私の理解を得ることが必要となりました。そこ
で私は耳を傾け、いくつかのコメントをしました。彼女はこのことが助けに
なったと感じました。そして私たちは、彼女がより直接的に私に話をすると
いう分析の新たな段階に入りました。彼女の自由連想には前置詞が加わり、
筋の通った構文を彼女は発展させました。

　のちになって彼女は、最初の頃は、私が実際にそこにいるということを自
分は忘れていたのだと教えてくれました。そして自分自身もそこにいるとは
考えていなかったと付け加えました。そのときに私は、彼女が一人称代名詞
の「私 (I)」をめったに使わないし、それが使われるときには、まるでそれを
排出するかのように、いくぶん驚いたように発声することに気づきました。

　ミーガンの話し方がよりふつうになり始めてからは、彼女が口にする「私」
はさらに穏やかで、まとまりを持ったものとなり、それが維持されました。
彼女はこのことを次のように説明してくれました。「この数年間、私がここに
いたとは考えられません。ただイメージとか言葉とか感情が私のこころを通
り過ぎていくだけでした。私のこころはここにありました……でも、私はこ
こにいなかったんです。先生にはこれ、わかりますか。」私にはこれがわかり
ましたし、また彼女の質問が直接的であることに、たちどころに印象づけら
れました。彼女は続けました。「こうした在り様でいられたことが私には良か
ったのだと思います。私の方に居心地の悪さはありませんでした。先生が決
して質問しないでいられたことと、無理に押し入ることなく黙っていること
で助かりました。私が話すということと、先生が聞くということには違いが
ありませんでした。それはまるで、先生がここにいると同時にここにいない
という感じでした。」私は「そして、**あなたも**ここにいると同時にここにい
ないかのようだったのでしょうね」と付け加えました。彼女は一瞬沈黙した
のちに「当時は、そうだったかはわかりませんでした。でも振り返ってみる

と、おそらくそうだったのでしょう」と言いました。

　ミーガンは分析の中で変化していきました。彼女の奇妙な感じはいくぶんか残りましたが、私の前に現れたときの断片化した自己は、もはや崩壊しているようには感じられませんでした。

　私が知っているほぼすべての統合失調症者と同じで、彼女も、彼女の世界のうちのいくつかの秘密へと私を招き入れてくれました。それは、私の忍耐に対するお返しの贈り物のようなものでした。彼女は、感じないことは感じることよりもずっと簡単だと気づいたと言いました。そしてしばらくして、その理由を話してくれました。彼女が言うには、自分が知っている自身の感覚を失い始めたとき、そして「私」として語ることが嫌になったときに、世界が新しくも深淵な方法で彼女に影響を与えていたということでした。彼女には、ふつうの色が並外れた鮮やかさで見えていたのです。最初、それは興味深いものでしたが、まもなく彼女はそれが過剰だと感じました。音は聞き取れなかったり、あまりにも大きすぎたりしたとのことでした。たいていは大きすぎたようですが。

　ミーガンはこうした現象に対して、同じ状況であれば誰でもそうしたであろう方法で対処しました。彼女は、過剰に鮮やかすぎる視覚的経験や耳障りな音を増大させそうな人や場所や状況を避けようとしました。周辺の視界を遮断しようとしたり視線を方向づけたりすることによって、対象が目立った色を持って出現しないようにしました。また、聴覚を麻痺させることで、自分をかなりの程度遮断して、ほとんど何も聞かないようにしました。

　一般的には、精神分析のセッションは高度に構造化された設定と過程を有しているものと考えられています。各セッションは45分から50分、週に４回か５回でカウチを用いる、そして患者が話をし、分析家は耳を傾け、時々解釈を提供する、と。

　しかしこうしたものの根底には、それほど構造化されていない次元が存在しています。分析家は、患者の内的世界の中で道に迷います。ふたりは自分たちの自由連想によって無意識的に導かれ、説明不可能な情緒的体験によって動かされ、そして相手の性格フォーム（character forms）によって形を与えられ

ます。ある意味では、このことによって分析家は統合失調症者の理想的なパートナーへと作り上げられ、患者の世界をありのままに、そしてあるがままに受け入れるのです。自分がどこにいたのか、自分が何をして何をしなかったのか、自分が何を学び何を忘れたのか、またこの過程はどこへ向かっているのか、こうしたことをその分析家が完全に理解することは決してないでしょう。しかし、そうした方向性の喪失こそが、精神病者の舵のない世界に適したものなのです。ですから、この非常にあいまいな状況に耐えることによって、患者と分析家は両者にとってとても生成的な関係性を経験し、それを経験するというパートナーシップからふたりは浮かび上がってくることができるのです。

　妄想型の統合失調症者であるジョーダンは、私のところに紹介されてきたとき、数か月間入院している状態でした。彼は5フィート[24]に満たない身長で、いたずらな男の子のように見えましたが、どこか野生っぽさがありました。彼は落ち着かない様子でした。

　彼は職場の同僚たちを怖がらせたことがありました。それは、彼が自分に火をつけるつもりだと同僚たちに話したからでした。彼は会社にライターを持ってきて、自分の机の上に新聞を少し積み上げました。警察が呼ばれ、彼は入院となりました。彼の家族ぐるみの友人が私に、退院する日に彼に会ってくれないだろうかと頼んできたので、私はそれを引き受けました。私は彼としばらく話をし、彼との週5回の分析を引き受けることで調整しました。

　この治療の経過について詳細に語ることはしませんが、代わりに印象的だった出来事のひとつについて詳しく述べたいと思います。

　ジョーダンは自分がなぜ火をつけようとしたのかわかりませんでした。声が彼にそうするように言い、彼はその指示に従っただけでした。分析の最初の1年のあいだ、彼はセッション中に声を聞いていることがよくありました。私は彼に、焦る必要はないことを伝え、聞こえていることを教えてくれるよう頼みました。私に話してはいけないと声が指示を出していましたので彼は

24　約152センチメートル。

6　独特な論理に耳を傾けること

疑っていましたが、私は最大限の敬意をもって彼に聞こえている声を扱いましたし、そうすることで彼が協力してくれるようになったと私は思います。

　ある時点で私は彼に、私だって自分に向かって話をしていることを伝え、その例を挙げました。「資格更新の申込書を提出するのを忘れてるぞ」や「今晩の夕食には何を食べようかな」などです。約1週間にわたって、私たちは声を交換し合いました。彼は自分に聞こえていることを私に話してくれて、私も同じく彼に話しました。

　ジョーダンに最も頻繁に生じる声は、非常に迫害的なものでした。その声は彼に対してしばしば「おまえ、臭うぞ」と言いました。ある日彼が話してくれたのですが、ジョーダンがバスに乗っていると、声が「おまえ、臭うぞ。今すぐにバスから降りろ」や「おまえの前に座っている人が、おまえの臭いを嗅ごうとしてるぞ」と言ってくることがよくあり、そうすると突然汗がふき出してくるのでした。

　この時期に彼は自由連想の中で、危うく自分に火をつけそうになったあの出来事を思い起こしました。私は尋ねました。

　　「自分は何をしていたんだと思うかな？」
　　「そうですね、バーベキューの準備をしていたんです。」
　　「なにか料理をしようとしていたっていう意味かな？」
　　彼は笑いました。
　　「そうは考えたことなかったですね。」
　　「たぶん、それについて**意識的に**考えたことはなかったんだろうね。だけど、バーベキューの準備をしていたとすると、職場のみんなのためになんの料理を作っていたんだろう？」
　　「ケバブです。」
　　「へぇ。だとすると、もしあなたがそう望んでいれば、同僚たちに料理をふるまって、最高の食事で歓待していたかもしれないね。」
　　彼はまた笑いました。
　　「まあ、もちろんそれって馬鹿げてますけどね。そんなことあり得なか

ったですし。」

「というより、あなたは間違った場所で食事をふるまおうとしただけなんだよ。自宅にみんなを食事に呼んだりできなかったのかな？」

「すごくシャイなんですよ。それにどうしたって、声が許してくれなかったと思います。」

「だから、次善の策をとったんだね。火をつけようとすることで、自分がしたいと思っていることを示そうとしたんだね。だけどそれは理解されなかった。」

ここで私は飛躍をしました。

「声はあなたに『おまえ、臭うぞ』と言ってきて、あなたはこれに取り憑かれていたよね。だけど、もし臭うんだとしたら、なんの料理に似た匂いかな？」

彼は笑い転げました。その笑いの後で、私は次のように言いました。「私たちは、あなたが孤独であることを知っているね。」（私以外の人には決して話しかけないことを私は知っていました。）「でも、友だちをつくるひとつの方法は、彼らのために料理をふるまうことだろうね。バスの中で声があなたに臭っていると告げたとき、たぶんあなたは無意識的には友だちの作り方、つまり彼らに料理をふるまうことについて考えていたんだろうね。でも、あなたは人と触れ合うことをとても怖がっている。だから声は、人間の基本的な願望である、人と知り合いになりたいということについて、あなたを嘲笑っているんだ。」

患者の興味をひく解釈もあれば、興味をひかない解釈もあります。ごくわずかの解釈が、なんらかの理由で変形性のもの（transformational）となるようです。2週間後、ジョーダンはタッパーを持ってセッションにやってきました。その中には、ケバブとご飯とレンズ豆が入っていました。そこにはフォークもついていて、彼はそれが私のためのものだと言いました。私は蓋を開け、食べました。今でも私は彼の顔に浮かんだ笑顔を思い浮かべることができます。私はそれがおいしいことを伝え、そして思い切ってジョークを言ってみ

ました。「いいかい、バスであなたがこんな風に匂っているんだとしたら、その乗客たちはラッキーだね！」

　ジョーダンは堅実な社会生活を達成するには至りませんでした。全体的には引きこもりがちな状態に留まっていました。しかし彼は3人の人とのあいだで友人関係を築き、その3人はその後、彼が他の人たちと出会うことを助けてくれました。臭っていると彼のことを嘲ってきた声は止みました。私の考えでは、その声の無意識的な意図に対する解釈が、彼のこころからその声を取り除くことに貢献したのだと思います。今では彼は、その声が料理を通じて人々と触れ合いたいという彼の願望を表していて、それは偶然にも、彼の母国では人々と交際するための主要な手段なのだ、ということを知っています。

　この個人開業の日々の中で、私は以下のことを学ぶようになりました。もし精神分析家が精神病の人々に取り組む十分な時間があり、一見奇妙に見える行為にもすべて、理解し得る論理があるとその分析家が確固として信じるならば、精神病の人たちと話をする方法、彼らが自分の思うままに話をする方法を見つけることができるのだ、と。

　しかし、ある人が統合失調症的になるとき、いったい何が起こるのでしょうか。

原注：
1.　アメリカのオースティン・リッグス・センターにいた3年間の中断がありましたが、私はこの面接室に戻りました。
2.　Richard Lucas, *The Psychotic Wavelength* (London: Routledge, 2012).（未邦訳）

7
こころを吹き飛ばす思考

　ある12歳の男の子が教室で座っているときにある声を聞きます。それは「おまえの母親は今日、家にはいないだろう」と話してきます。言われた内容もそうですが、聞いたことのない声が話しかけてきたことに彼は驚き、ショックを受けます。数か月が過ぎ、その声が舞い戻ってきます。それはふたたび教室にいるときです。「おまえの尻が見えているぞ。」彼は恥ずかしくなり、すぐに立ち上がってトイレに駆け込み、ベルトを確認して、尻が見えていないことを確かめます。1年のあいだに、その声はより頻繁に出現するようになり、間もなく別の特徴的な声が同時に生じてきます。それは短く、鋭い文章で話しかけてきます。「やめろ！」、「今すぐ靴紐を結び直せ！」、「自分の鼻を3回、ひねれ！」

　しばしば、若い統合失調症者は、自分が奇妙な考えを持っていると友人に伝えることでしょう。しかし、相手の目には特異な振舞いと映ってしまう仕方で、その考えをなんとか説明しようとすることになりがちです。おそらくは、これはすべて笑いとばされることなのでしょう。

　たとえば、ある15歳の男の子は、石を集めて自分の部屋に輪にして置き、イエイツ[25]の詩を唱えながらそこに数時間座っていなくてはいけないという気持ちになりました。声が彼にそうしろと言ったのではありません。しかし彼は、自宅近くにある大きな岩々（rocks）に奇妙で切迫した、興奮状態にも近いつながりを感じていました。彼にはその岩々が、なにか彼に言おうとして

25　アイルランドの詩人。

いるのかもしれないと感じられていました。そのため彼は友人たちを「ロックンロール（rock and roll）」のレッスンに招きました。しばらくは友人たちも彼に付き合っていました。それは楽しいものだったようです。つまり風変わりなものであっても、大げさなものではありませんでした。

　友人たちはそうした特異的な行為に気づくでしょうけれども、たいていは仲間でいてくれます。しかし時間が経つにつれて、もしかしたら数年後に、風変わりな行為はますます奇怪なものとなり、ついにはその統合失調症者は友人たちにもこうした考えを隠し始め、これらの考えによって他者を混乱させまいと偽りの自己によるコミュニケーションを頼るまでになります。

　潜伏性の統合失調症に特徴的なのは、時折生じるぎょっとする瞬間で、そういうときに人は（たいていが思春期ですが）自分がおかしな考えを持っていることに気づきます。そうした考えは現れては消えますが、いずれにせよそうした当惑させる考えが生じる間隔は数か月であったりします。

　このように統合失調症の瀬戸際にある人たちは、見ること、聞くこと、そして考えることに深刻な変化を経験している可能性があります。初期に生じる衝撃のひとつに、特定の色が奇妙なほど鮮明に見えるということがあります。その強度のために、それは直感像や夢のようなものとなります。これには音に対するふつうでない感受性が伴うことがあります。彼らは遠くで人が話しているのを聞き取ったり、ふつうの騒音が爆発ででもあるかのように反応したりします。次第に行動が風変わりなものになっていくにつれて、たいてい彼らはそうした経験を秘密にしておこうとするでしょう。自分に何が起こっているのか全くわからないでしょうし、友人たちを心配させたいわけでもないでしょう。しかし、もし起きていることを公にしたなら事態はもっと悪くなる、という恐怖も存在しています。

　後で論じるつもりですが、こころの中で起こっていることを他者に話すことへのこうした恐れは、たしかに理解はできるものの、運命を決めてしまうほどの判断の過ちです。なぜならそれは、助けが必要となる極めて大事なときに、助けを求めないということだからです。そのような苦しみを持った人々は、しばしば高い能力を持っていて、魅力的であり、人付き合いの良い人た

ちであったりします。そして、近しい友人に「おれ、何かに乗っ取られてるんだ」と告げることだけは、絶対に考えたくないのです。

その人物の知り合いは、彼の存在のあり方に著しい変化が生じていることに気づくでしょう。その人物は引きこもりになってしまったり、言うことが謎めいてきたりするかもしれません。そうしたときに、内輪ねたで笑っているかのように笑うこともあるでしょう。身振り手振りが思考を表現する手段になることもあります。振舞いも変わってきます。たとえば、目に見えない存在に捕まえられたかのように、あるいはそれから逃れようとでもするかのように、体をビクンと動かすことがあります。歩くというより、何かに沿って滑るようにすることもあります。また、中空で凍ってしまったかのように、突然身振りが停止したりすることもあります。長い時間、自分の手を見つめ続けることもありますし、なにか大事なものを磨いているかのように自分の腕や脚を擦っていることもあります。全く動かずに立ちつくして、窓の外を見つめて、他者の存在に気づかない様子で、周りで起きていることに見向きもしないということもあるでしょう。

その人の動き方や身振りの仕方といった身体の変化は、このように自己が変容していってしまうことの重大な特徴です。私が思うに、自分の身体に対する統合失調症者のこうした関係性は、存在の話し手である「私（I）」が離れていってしまったことを示しています。残るのは、単なる自動的身体知（その人物はドアの開け方や、椅子の座り方や、握手の仕方は知っています）であり、行動はアンドロイドに似たものになります。このように人間的様相が置き換わってしまうことが、彼ら統合失調症者の航海の命運を左右する局面のひとつなのです。

別の発症タイプは、明確で急性のものです。それはほんの数時間のうちに生じることもありますが、たいていは破局的破綻の前の数日にわたって生じるものです。

奇妙な心理的経験に悩まされたことは一度もないと思っていたある20歳の大学生がいます。ある朝目覚めたとき、彼女は部屋が傾いていると感じます。ちゃんと立っていることができないため、両手両膝をついて這っていく

ことを彼女は決断します。すると、彼女は何かが自分の大事な臓器を取り去っていると感じ、「じゃあ、次は肝臓だ」という言葉を聞きます。そして彼女はやにわに悲鳴を上げるのです。彼女が叫び続けると、まもなくルームメートが警察を呼ぶことになり、そして彼女は入院となります。

　突然の破綻がもたらす広範な影響には特別な注目が必要です。というのもそれはしばしば見落とされがちだからです。現実との破局的断絶は当然、家族、恋人、友だち、同僚との断絶を含んでいます。他者の反応はこの破綻において重要な役割を「演じます」。なぜなら、その他者はこの変化がもつ衝撃を経験するだけではなく、ある種の喪失、悲嘆、ひいては喪を感じるからです。統合失調症者はこうした副次的影響に全く無関心のように見えるだけに、これらはより影響力をもつものとなります。

　周囲の人は自分が非常に奇妙な場所にいることに気づきます。私たちの目の前で、その人物が見知らぬ誰かに突如変化し、そしてだんだんと異星人へと変化していくのです。混乱するような方法で言葉が用いられ始めます。私たちは自分の存在が否定されるように感じますが、同時に、私たちが対処することも修正することもできないその人物に対して何がしかの奇妙な影響力を持っているということも感じます。これは、その人物が私たちの世界から徐々に去っていくようなものです。つまりそれは、たしかにまだ存在はしているものの、その人物は何か見えない線の向こう側へと自分を移動させ、彼の注意を完全に奪う別の現実の中に行ってしまうようなものなのです。

　私はこうした**統合失調症的影響**は、この新しい精神病的な在り方に内在するものだと考えています。私たちはそれをどうやって理解するのでしょうか。それは、私たちの在り方とその社会生活との関係性が最も根底から拒絶されるように感じられるものではないでしょうか。

　私たちの喪は独特な形をとります。というのも私たちは、その人物の以前の存在の面影を背負わせられるからです。私たちが目にするのは私たちとは無縁のものであり、私たちは自分が知っていた人物を失ったことを嘆くのです。彼と話すときには、慣れ親しんだ自己の徴候を探し求めます。そして時には、私たちは彼の瞳の中にこの徴候を認めるのです。しかし彼は再びすぐ

に去っていってしまい、精神病の中へと組み込まれていきます。

　この変化を人間の間主体性の観点から理解する方法はないでしょうか。私たちの喪失感、苦悶、そしてフラストレーションは、この人物が持つ、表現されえない喪失感の一部なのではないでしょうか。彼は、周囲の人々や、家族や、他者の中に何を見ているのでしょうか。彼は自分自身の死、自分自身の存在の喪失、自分自身の苦悶、それを周りの人々に投影し、その映しを見ているのではないでしょうか。そうだとすると、ではどうしてこのようなことが起きるのでしょうか。その社会的出来事に対して私たちが統合失調症の出現と名づけるに足る理由とは、どのようなものでしょうか。

　ふつうであれば、誰かが行方不明になったり、物質的現実から姿を消したりするといったときには、そこには物理的な喪失という印（registration）が存在します。他者は、その人としばらく会えないということがわかるでしょう。彼の車が捨てられた状態で発見されます。友人や家族は、彼がおそらく永遠にどこかへ行ってしまったということを受け入れるようになります。それに対し統合失調症者において姿を消すというのは、私たちのまさに目の前で遂行されるのです。そして、この暴力的行為は様々な事柄を生じさせるものの、それに対する他者の反応は、消失という行為を反映するものとして確かに機能するのです。

　一般的には、臨床家が統合失調症の人との分析治療を開始するとき、発症前からの彼らと知り合いであったということはありません。その意味で私たちは、彼らと近しい人たちと同じようには、その患者の自己の消失を目撃することはできません。しかし、統合失調症者と集中的に関わる人、特に居住設定の中で彼らと関わる人は、彼らのイディオムが消失していくのを何度も見ることになります。時折、たとえ数秒間であっても、その統合失調症者が以前の自己に戻るということがあるでしょう。彼はしっかりと目を合わせて、自らの苦境について明瞭に語り、私たちは彼の身体の変化に気づきます。その後、彼が再び精神病的自己へと逆戻りしていくのを目撃するのです。

　潜伏性の統合失調症の場合、その変化に両親が気づけば、子どもを集中的な心理療法や精神分析に紹介することにつながることがあります。もしそう

なれば、その青年が激しい統合失調症性の破綻に至らないでいられる絶好の機会です。実際、それを逆戻しにすることはできますし、ふつうの人生に似たものへと自己が回帰していくこともあるでしょう。

　思春期の人との積極的な心理療法（intensive psychotherapy）を始めたことのある世界中の臨床家は、これが真実であることを知っています。まさしくそうすることで統合失調症の過程と出会うことができ、それは生成的に変形される**ので**、この目立つことのない達成は、それに値する注目を得ずにきてしまうのです。

　極めて重要なことは、統合失調症性の破綻が完全に生じる**前に**、**もし**この若者が（1週間に4回または5回の）定期的なセラピーにたどり着くならば、多くの場合、統合失調症は修正する（remediate）ことができるし、その個人は自分の人生を進んでいくことができるということを、（統合失調症者本人だけでなく）その若い患者を担当する心理療法家、患者の家族や友人が理解していることです。たしかにその人物は常に統合失調症の体験を思い出すでしょうし、たとえその出現に対する不安が大幅に減じてもその記憶は背景に留まり続け、その記憶がまたいつの日か戻ってくるだろうという低いレベルの恐怖を生じさせるでしょう。そうはならないなどとどうして考えられるでしょうか。

　20代半ばの若い男性であるデービッドが、私のことを用心深く見ていました。私は彼に、自分の中の決定的な何かが変わってしまったことを、どんな風に知ったのかを尋ねました。しばらくのあいだ、彼は黙り、そして言いました。「太陽が破裂したときだよ。」

　10歳頃のある日、学校の休み時間に彼は教室から飛び出し、突然、何かが違うと感じました。見上げると、太陽が破裂していたのです。彼は校舎に駆け戻り、物置きの中に隠れました。数時間、彼は発見されず、発見されたときには、教師たちは彼に非常に腹を立てていました。なんでこんなことをしたんだ、と。

　デービッドには、先生たちが何を話しているのかがわかりませんでした。彼は先生たちに、皆が危険な状態にあると話しました。助けを求めて彼は叫んで走り出し、教師たちは彼を追いかけました。

デービッドにとってこれは決定的な瞬間でした。彼は太陽が破裂するのを見たと確信していました。先生たちがそれを見なかったなどということはあり得ないのです。それはつまり、先生たちが自分に嘘をついているに違いないのでした。なぜ彼らはそんなことをするのでしょうか。それは、先生たちが太陽を破裂させた勢力と共謀しているからに違いありませんでした。そのため彼は黙り込んで、じっとしているしかありませんでした。次なる統合失調症の「エピソード」まで、彼はこれを10年間続けました。

デービッドは私たちに何を教えてくれるでしょうか。

ひとつの考えの道筋をたどっていってみましょう。

この世が正常なのは、この世の終わり（the apocalypse）が到来するまでです。このような破局の兆候がたとえ些細なものに思えても、統合失調症者は決してそうした最初の体験を忘れることはありません。たとえばそれは、ふと場違いの感覚を抱くもののすぐに消え去ったり、声が聞こえた感じがしたり、何かが身体の中に入ってきた感覚があったりすることなどです。こういった変化の中での意識的な気づきなど全くなしに、そうした過程が自己を変えてしまうこともあるようです。

こうした衝撃的な出来事の後、すべてが変わります。世界は同じものではないため、人々はもはや安全ではありません。しかし残りの人類は何も気づかないようです。統合失調症では、他の精神病性障害と異なり、その人の世界観が変化してしまう終末論的な瞬間が通常数多く存在します。

ポーラはその終末論的な瞬間が、6年生のときに起こったと私に話しました。彼女は嫌いな男の子の後ろに座っていました。ある日、その男の子が彼女に「おならをしただろ」と言ってきました。そしてクラスメイトの前で彼女のことをばかにしたのです。そのときから、彼女がその男の子を見ると、いつもその子が奇妙に醜く見え、変わっていくように見えました。ある日、彼女はその子の耳を近くで見てみました。その耳は伸びていました。そしてあっという間に、彼の耳はそれまでより5倍も大きくなっていきました。それはなんと象の耳だったのです。その男の子は何か感染する可能性がある病気にかかっているのではないかと怖くなり、彼女は脅えて教室を飛び出しま

した。

どうして飛び出していったのか尋ねられたとき、ポーラは何か対処してもらえることを期待して、すべてのことを先生に説明しました。皆の命に危険が迫っているのです。しかし誰も何もしてくれませんでした。そしてその男の子の後ろに座るよう言われました。それ以後、彼女はその子の身体の他の部分は見ずに、ただ耳だけを見ていました。

統合失調症において注目すべき点のひとつは、彼らがいかに適応的かということです。こうした場所にいること、つまり今にもその様相を変えようとしている世界の中で生きているということがどのようなものか想像してみてください。起こりうるひとつの反応として、その世界を神話的世界に変形し、これをコントロールすることのできる超越的な瞑想へと自らの存在を再構築することがあります。

ポーラとクラスメイトの場合で見たように、統合失調症者は対象世界に対する自らの知覚を変形させることがあります。そうすると、彼らの不安は対象の大きさの歪みによって表現されます。（面白いことに、私たちは似たような工夫をルネサンス以前の絵画に見ることができます。そこでは、たとえば聖母マリアの重要性は、彼女を取り囲むふつうの人々よりも大きく描かれることで強調されています。）

私がEBACの子どもたちから学んだことは、もうひとつの独創的な解決策として、人間である他者を、特定の特徴や性質を表現する漫画の人物や戯画へと変形することがあるということです。そうすることで、ある人物は世話を表し（embody）、また別の人物は防衛を、また別の人物は喜びを、そしてまた別の人物は脅迫を表すことになります。人々はこうして心理学的原理に還元されます。私たちは具象化するために選ばれたものにすぎず、**寓話的仮象**の人物なのです。（こうしたものを他者についての奇怪な表象と性急に名づける前に、よく目にするステレオタイプ化やゴシップも、自己に善悪をレッテル貼りすることと同じだということを考えてみてもよいでしょう。）

このようにして性質を割り当てることによって、複雑な結果がもたらされることがあります。もしある特定の人物が「安全」という性質を具象化する（embody）とすれば、統合失調症者は1日に決められた回数、その人の体に触れ

る必要が出てくるかもしれませんし、少なくとも安全のためにはその人の近くに居続ける必要があるかもしれません。その一方で、たとえば「悪い記憶」を具象化する人物の近くにいることは危険なこととなり、そのため統合失調症者は、その人がそばを通るたびに毎回、背を向けなくてはならなくなるかもしれません。私たちは、統合失調症者の中で生じる非人間化（dehumanization）がどのように他者へと投影されるかを知っています。その他者は、自己のある部分の単なる受け皿としての役目を果たすことになります。これは、**統合失調症的儀式化**のひとつの形です。その人物は、強烈な寓話的世界に住まうことになります。その世界の中では関係性は儀式化された出会いに取って代わられるのです。

　満足した自己は社会秩序（social order）を受け入れます。その自己は、社会の同調性が持つ主導的調和が存在することを信じているのです。私たちはみんなで一緒に歌いますが、そこに不協和音の声は存在しないのです。しかしもし統合失調症者がその社会秩序に参加しなくてはならないと、彼は根源的な害（自己の存在を脅かすようなあらゆる形の危険）から自己を守ることのできる古くからの錯覚を頼らざるを得ません。統合失調症は、自己満足に対して反比例に働きます。統合失調症的秩序（schizophrenic order）においては、満足した自己とは危険にさらされた自己なのです。一方、聡明にも空っぽにされた自己は、守られた自己なのです。

　根源的な害、それは現実のものも、こころの中のものもありますが、それによって統合失調症者は、本当の自己を絶滅から守るために原始的防衛へと退却しなくてはならなくなります。脅威は「もしおまえがセックスのことを考えるなら、おまえは爆発して、血と骨がそこら中に飛び散ることになるだろう」という声でやってくるかもしれません。これは、こころの深層からもたらされる精神内的妨害のひとつの形式です。統合失調症者はこうしたメッセージを受け取りたくありません。彼らは自分たちのことを、人類を救うことのできるメッセージを伝える任務を負った不運な預言者か賢者だと見ていることがよくあります。

　人間を寓話系へと還元することによって、統合失調症者は自己の部分を対

7　こころを吹き飛ばす思考

象世界へと投影するのと同時に、他者とのあいだになんらかのつながりを維持することを目指しています。そのため彼は、自分の社会的存在を比較的安全な中で折り合いがつけられるようにする寓話的対象や儀式で、対象世界を埋めるのです。

　統合失調症の防衛の奇妙な形式のひとつに、生きた経験を文学へと変形させることがあります。生きた交わりの不確かな性質に耐えることができないと、その統合失調症者はこっそりと他者のことをお話の登場人物に変形させることがあります。周りの世界は1冊の本となり、頁をめくることによって支配できるのです。統合失調症者がまるで本を読むかのように部屋を見渡しているのに出くわすことがあります。そういう場合、彼は頁をめくる真似をして、特別な音を出しているかもしれません。ある患者のことを私は思い出します。彼は、ひとつの視野領域から別のところへと見つめる視点を動かすたびに、「カシャーン」と言っては、じっと目を閉じるのでした。

　なぜ彼はこんなことをしていたのでしょうか。

　彼は視野を書物へと変形することによって、この世からその予測不能な性質を取り除こうとしていたのでした。参加者としては除外された自己は、ひとりの読者になります。他者は、彼ら自身のイラストや、彼らの特徴が具現化する性質へと還元されます。

　（なぜ「カシャーン」なのでしょうか。後に知ったところによると、それはレジの音で、彼が一度世界を見るたびに、それは清算されたものと見なされていたのでした。）

　しかし同時に、世界をテキストへと変形することは、最小限、人々と一緒にいるひとつの方法でもあります。物理的に他者のとなりにいることは、その人が自分の体内にいることを意味するのです。しかし具象化された自己は、良くてきまりの悪いコンテイナーですし、悪いと恐ろしい共犯者となってしまうことがあります。ある人が存在することは、他者の身体に取り込まれてしまうということにもなりうるのです。多くの統合失調症者は、こころを持つ自由な他者とどのように関わればよいのかがわかりません。彼らは人生の瞬間々々に受身的で無意識的に空転して、ただ世界を取り入れるだけなのです。人生に対するふつうの養育的な関わりの代わりに、統合失調症者は

しばしば、意識的思考を緩めないこと、存在することの瞬間々々を判断すること、他者を前にしてどのように存在するかを考え出すこと、そして何を言うかを評価することを用いるのです。

　人々を文学に隔てて遠ざけておくことは、幻覚と現実とのあいだに妥協を形成しようとする試みのひとつです。それは恐ろしいジレンマに対する、全くもって巧みな解決法なのです。

第2部

8
歴史から神話へ

　デニスは何週間もかけて、自分が生まれる前の人生を私に語りました。彼はとても大きな若い男性でした。275ポンド[26]を優に超えており、ゆったりした服を着て、椅子ではなくソファの上にあぐらを組んで座っていました。そのため彼は仏陀のように見えました。

　私が関わった他の患者と同じで、彼もまた、父親の中で精子だったときの経験と、その後に卵管を上って母親の卵子を見つけたオデュッセウス的な旅について、とても細かく話さなければいけないと感じていました。彼は受精の活動を、光り輝く宿命（destinies）の中でのふたつの生命力の出会いとして述べました。胎児であった時間は、長く豊かな経験であり、アダムとイブが堕落する前の、色と音と親密な運動などが溢れた世界でした。そして不幸なことに彼は生まれ、英雄の旅は破壊されたのでした。

　生まれた後の人生について、彼はほとんど話しませんでした。

　彼が日々の生活について述べることと言えば、土・水・火・空気との邂逅の物語でした。彼の精液としての自己（semen-self）は、山や小川や風といった自然の元素としばしば交流し、他者との関係性に精液を注入することができました。彼は、自らが有する深遠な叡智と交信することや、他者の中の元素とのあいだに子どもをもうけることができ、それらについての新たな理解を出すことができるのでした。時には、彼が彼らについて知ったことを誰かに見せようと申し出ることもありました。たとえば彼は、特別な葉っぱを持っ

26　約124キログラム。

て彼らのことを示しました。彼が言うには、彼らはその特定の木と特別の結びつきを持っている、つまり彼らはその木を訪れて、親密さを示すためにその葉っぱを自分たちの人格へと身に付けるということでした。

　日々の生活においてそれぞれの元素は、統合失調症的な力とその災難をめぐる戦いという新しくも寓話的な意味を与えられているのでしょう。それは非 − 精神病的世界であればメタファーとみなされるであろうものです。彼はふつうの世界を離れようと決意していました。賢者となるために、彼は必然的に人間的経験を拒否しなければなりません。なぜなら日常の生活は、超越的叡智を彼が求めることへの脅威を意味するからです。新たな自己を創り出すために、彼は歴史的な過去を破壊しなくてはなりませんし、新たな世界で生きるために彼だけが見つけることのできる暗号化された意味に従わなければなりません。

　統合失調症的になるにつれて、人は自らの過去に関する集合的記憶を神話的な語りへと変形することがあります。その語りの中で、彼は家族や子ども時代に対して、（意味を神話へと暗号化した賢者である）彼だけが明らかにすることのできる隠された意味を与えます。ご存知のように、神話は現実からの選択された事実に部分的にもとづいています。統合失調症者は過去を神話化することで、自らの存在を説明するという重荷を、実際の生きた経験という痛みから、作られた過去という新たな誇大的領域へと移し替えるのです。

　破綻が生じると、自己は歴史性という機能、つまり過去を語りへと変形する能力を失います。歴史的能力の喪失が生じるのは、一部には統合失調症者のこころがもはやこうした統合的な仕事ができないからですし、また一部には過去と接触することがあまりにも苦痛であるからです。過去の出来事それ自体がもつ痛みというのもひとつの要因であるかもしれませんが、ただそれだけではありません。それは、今や永遠に破壊されたように思える過去に対する自己の**関係性**と関わっているのです。幻視と幻聴がもつ累積的な衝撃によって、自らの人生に対する自己の接触は抹殺されます。実際、彼は振り返って考えるときに、一度も起こったことがない恐ろしい出来事を想像することがよくあります。歴史なく存在することが最良なのです。

神話的自己の創造によって、**統合失調症的超越**が可能となります。そこでは破局の光景が超越され、作られた過去とともにアバターが住まう代替現実へと至ります。神話的世界には危険な声や映像や悪魔が住んでいるので、統合失調症的超越は心的痛みや恐怖を排除するわけではありません。しかし統合失調症的超越によって自己は、自らの過去や現在の経験、そして未来を構築する何らかの手段を与えられるのです。

この時期の統合失調症者の分析では、精神分析家は、注意深く患者の神話に耳を傾ける文化人類学者のようなものとなるでしょう。自己の過去についての物語と、その世界に住む登場人物の内部にはコード化された記憶が存在しています。それは自己の空想生活についてでもあり、自己の実際の存在についてでもあるのです。

統合失調症的神話の中に保存されたものについて知ることは、第三の領域にとって重要です。第三の領域とは、統合失調症者の神話的システムが、分析家が自分自身の人生から記述する想起や興味と隣り合わせで生きることになる領域のことです。そこにはまた、共通の関心事も含まれるでしょう。現在の病院についての問題や、ことによると文化的政治的状況が含まれるかもしれません。

一部には**振動性の統合失調症者**（*oscillatory schizophrenics*）が存在します。彼らは現実に復帰する前に、幻覚的人物によって住まわれ、独特の生命原理によって支配された異世界の中にある期間、生きています。彼らは自分が持つふたつの世界のあいだを行ったり来たりすることに慣れるようになるでしょう。

自らの歴史の根絶、個人的神話の創出、そしてその世界の物としてのあり方（thingness）との交わり、こういった活動は、他者を激しく動揺させることがあるものですが、時折生じる統合失調症的な創出力には名状しがたい甘美さが存在します。

分析の仕事においてはタイミングがすべてです。その瞬間がおとずれるのは、結局のところ分析家が統合失調症者の歴史性を思い切って回復してみようとするときです。これは、たとえば患者がどこの学校に通っていたかといった人生の単純な事実を同定するという形を取るかもしれません。たいてい、

分析家は質問（「どこの高校に行っていたんですか？」）することを避けようとし、知っていることについて触れたりします。たとえば、その患者は「ハリウッド高校」に通っていたとします。すると分析家は、その学校についていくつか細かいことについて触れるでしょう。「たしかその学校ってバイン通りにあったと思うんだけど。金モールで飾った白い幕がある、すごく大きい講堂があるよね。」これらの事実を認めたり否定したりするよう患者にプレッシャーをかけてはいけません。分析家が試みているのは単に、神話的対象としての過去や、内側の声によって伝えられる幻覚的侵入としての過去の代わりに、現実としての過去へと患者をつなげようとすることなのです。

　もし偶然にも、分析家が重要な投影同一化の場所に出会ってしまったならば、たとえば、もしハリウッド高校が子ども時代の記憶が貯蔵されている場所であったならば、患者は、言語的にしろ身体的にしろ、暴力的に反応するかもしれません。しかし分析家がその患者のことをとてもよく知っているならば、たいてい分析家は無意識的な知（unconscious knowledge）によって導かれ、その投影空間の神聖さを犯すようなことにはなりません。

　こうした過程によって患者は、劇的ではなく日常的な形で、過去の実際の対象へと連れ戻されます。しかしこれは、まず最初に被分析者の神話的自己に十分に耳を傾けてからでなければ実現することはできません。そうした神話は、その自己が生涯を通して蓄えてきた深淵な夢であり、貴重なものです。分析家は、こうした神話が自らの仕事を長きにわたって規定するだろうし、その神話は十分な敬意をもって扱わねばならないということを受け入れなければいけません。

　先に、正常な生活において私たちは、家族、地域、国家などといった、さまざまに折り重なった集合的無意識の中でいかに生きているかを論じました。統合失調症者は神話を選んで歴史を失う（または拒否する）ことで、静かに自分自身の集合的世界を作り上げていきます。統合失調症者は、人間ではなく、事物（things）との関係を形成することで、その世界を作っていくのです。

　統合失調症者が求めるのは、事物の物としてのあり方（the thingness of things）です。

統合失調症者は泥の山を築き、石ころや捨てられた瓶や木の破片を、この非常に重要な対象へと変えることがあります。これはひとつの集合体の表象を意図しているものの、実際には、それを表象していません。代わりに、こうした追加物はそれぞれが、ひとつの**アマルガム**の部分となります。その対象が分化した諸対象を一塊にし、その統合失調症者のこころの中だけで想定された重要性を持った、ひとつの塊へと強制的に押し込んでいくのです。

　「メタ性愛（metasexuality）」（母親・父親・乳幼児の「性的」一体化）という、短くではありますがより詳細に論じようと思っている、私が名づけた奇妙な対象化の中で、全く異なった要素が、錯乱した連結性に巻き込まれていきます。同時に、事物を混合することに対する統合失調症者の傾注は、人々から離れて、とりわけ人間関係の強烈さを超越しようという無意識的努力をさらけ出しています。それはまるで、性的汎神論の壮大な力が、金属の破片や乾いた粘土や岩といった生気のない対象との半神秘的な融合に道を譲ったかのようです。その対象世界の生気のなさが魅力的であるのは、まさにそれが動かないからです。つまり、その生気のなさを受け入れることが、メタ性愛による消耗から回復することなのです。

　世界の動きを止めるために、もうひとつ別の方策が用いられることもあります。この具象化の過程を言語と関連付ける中で、統合失調症者は言語を「物と化す（thing）」ことがあります。通常の話はできるものの、彼は通常のシニフィエを変更し、しばしば音素を、意味を抹消する造語と組み合わせるのです。文章は判読できない統語的なアマルガムとなり、それによって他者の潜在的返答が持つ侵襲から自己を保護します。対象を集合させることは、それが物理的であっても言語的であっても、自己になんの影響も及ぼさないことを確保しつつ、ひとつの集団の部分であると見せるひとつの手段なのです。

　統合失調症者が世界を「物と化す」とき、彼は自分自身が今、単なるひとつの事物であるという無意識的確信を反映しています。つまり人間という事物（a human thing）なのです。そしてその人間という事物は、その他者が融合体としての事物 − 世界（thing-world）の一部になっていない限り、人々と交際することができません。こうして物としてのあり方の世界は統合失調症者の領

域となります。彼はその領域について特別の知を持っていて、その本質的な構造や、それとともに、そしてそれと並んでどのように連携していくかを知っていると感じています。彼そのものが単にそのアマルガムの一部なのであり、実際、世界の物としてのあり方に自らを協同させることが、ほとんど宗教的使命となっています。メタ性愛の中では、彼は性的融合を具現化しており、いまやこの形式の性交から生まれたものを統括しています。それは彼自身の危険にさらされた存在を反映した奇妙な結合体です。歴史の根絶、個人的神話の創出、そして世界の物としてのあり方との交わり、こうした活動はたいてい激しいものであり、他者を非常に動揺させることがありますが、非常に捉えにくいもののこともあります。

9
そっとしておくこと

　統合失調症者と働いている人々は、**統合失調症的な存在感**(*schizophrenic presence*)について口にします。その統合失調症的な存在感のことを、彼らは人間世界から非－人間的環境へと行ってしまったような人と一緒にいることとして経験するのです。それは薄気味の悪い、不愉快な感覚とも言えます。破綻前の統合失調症者を知っている人は、その自己の奇怪な亡霊のようなものに出会っている自分に気づきます。私たちは自己の分裂を目撃するのです。それは、以前の主体の破壊によって生じる精神病的自己を生み出す、否定的変形のことなのです。

　「向こう側の」人間とは、一種の人間生活の戯画です。ふつうの日常的な振舞いは機械的なものとなるでしょう。統合失調症者がコーヒーカップに手を伸ばすとき、私たちがしばしば目にするのは、引き伸ばされたスローモーションの人間です。最初に胴体が動きます。それはまるでなにか隠れた金属素材でコルセットをされているかのようです。そして肩と腕が左右別々の奇妙な様子で動きます。それはまるで、対象に手を伸ばすのと同時に、遠ざかっているかのようです。カップは、それがまるで危険なものであるかのように近づかれます。統合失調症者は最初のひと口をすするのに5分かかるかもしれませんし、飲むことから全く喜びを得ていないように見えます。代わりに彼は、その対象に攻撃されているかのように素早くまばたきをしたり、唐突にそのカップを押しのけたりするかもしれません。

　私たちが目にするのは、ロボットのような自己です。それは主観性を生み出していない、つまり内部を持たないように見えます。1杯のコーヒーを飲

むことは、苦痛なスローモーションで行われ、全体の動きの1インチごとがコンピューターでプログラムされているように見えるでしょう。統合失調症者は、対象がアニミズム的な潜在力を有しているという感覚を伝えてきたりもします。(原注1) だから、自己は機械的に見える一方で、カップには、それがまるで生きていて思いがけない素早い動きをするかのように近づいていくのです。この確信が統合失調症者から語られることはめったにありませんが、身体の無言の言語を通して表現されます。

　臨床家は、そのカップが突然、部屋を横切って飛んでいくかもしれないという奇怪な考えを持っている自分に気づくことがあるかもしれません。彼は、それらがまるで暴力的になることがあるかのように、ふつうの対象を恐れ始めます。これは単に、患者がその対象を投げたり、落としたりすることへの心配でしょうか。臨床家にはわかりません。こうした瞬間に経験されているのは、その対象と向かい合っている自己の状態がもつ純然たる不確実性です。私たちはここに、その患者が**統合失調症的雰囲気**（*schizophrenic atmosphere*）を創り出しているのを目にします。そこでは臨床家は、ふつうの世界での安全に関して奇妙な不安を抱いている自分に気づくのです。

　しかし、居住型施設で私たちがしばしば目にするものは、何か全く異なったものです。不自然に穏やかなスタッフメンバーに私たちは出会います。彼らはスローモーションで動き、平易でわざとらしく話し、ほぼ笑みを絶やさず、大きな優しい目でじっと患者の目をのぞき込みます。

　これは統合失調症的雰囲気の中で生きることに対する極端な反応です。臨床家は別の惑星を歩く宇宙飛行士のように感じます。一貫した穏やかさによって、彼は、非－人間的対象世界が危険なアニミズム的潜在力を有しているという不合理な不安が侵入してくることから自己を防衛しているのです。

　この穏やかさが破綻すると、衝撃的なことが起こることがあります。かつて私は、沈黙した統合失調症者の横に20分かそこら座っていたセラピストを目にしたことがあります。彼女は逆精神病性の穏やかさ（*counterpsychotic calm*）にどっぷり漬かっていましたが、その統合失調症者がソファの肘掛けから雑誌を肘で落とすという「偶然の出来事（*accident*）」によって、彼女はとんでも

ない力でとび上がり、コーヒーテーブルにぶつかって、空間に投げ出され、顔面から落っこちたのでした。患者は何も気づかないようでしたが、そのセラピストは明らかにとても動揺して、うろたえていました。彼女が断って部屋を離れたとき、私はその患者の顔に笑みが浮かぶのを見ました。

彼は何を笑っていたのでしょうか。当然、私たちにはわかりません。しかし次のように推測することは理に適っているように思えます。その瞬間、彼はセラピストの中に、彼がふつうの対象について感じている恐怖のようなものを引き起こしたのです。セラピストが飛び上がったのは、雑誌自体が危険だからではなく、雑誌が突然動いたことが患者の潜在的な動きを具象化していたからだと理解することができます。患者は雑誌だったのです。雑誌が落ちたとき、彼もまた落ち得たということだったのでしょう。しかし、雑誌が落ちたとき、落ちていったのはセラピストでした。彼女は、向こう側の恐ろしい世界をじかに経験しました。それは、対象は眠っていても、いつ何時目覚めて、何か唐突なこと、困惑させること、危険なことをするかもしれないと（投影によって）信じられている世界なのです。

この統合失調症者が表しているのは、対象世界の幻覚誘発的な潜在力です。彼は対象がその特徴を変化させるのを目にしてきています。対象は信頼することができません。彼が自己を非人間化し、機械的なものへと変形させるのは、ひとつの防衛手段です。対象は人間を攻撃しようと活気づいています。しかし、そもそもそこにいなければ、自己が傷つけられることはないのです。

非現実的な穏やかさで患者に反応するこうした臨床家は、無意識的に、そしてむしろ鋭敏に、その患者と部分的に出会っています。両者は、非現実的であり、ある種の中立地帯で落ち合っています。そこに強い情動は存在しません。目にするのは、非常に単調な種類のものです。話し方はゆっくりとなり、言葉からは色が失われます。もしどこか別の状況で臨床家がこのような振舞いをするならば、彼らはいかにも精神を病んでいるように見えるでしょう。しかし彼らが行っているのは、精神病世界と非－精神病世界のあいだの中間領域で活動しようという試みなのです。完全に威圧的でないようにするために、その臨床家は自分自身を、あり得ないほど善良な存在のフォームへ

と、つまり人間の外骨格へと変形させたのです。

　これまで見てきたように、人間要素は対象世界へと投影されます。それゆえ対象世界はアニミズム的になり、なんらかの突然の動きによって眠りから目覚めることがあります。すぐれたセラピストとは、この恐ろしい対象を起こすことなく、人間の輪郭を視界に持ちこむ方法を知っている者です。やがて臨床家は、といってもこれは数年を意味するかもしれませんが、患者の存在は、隠れた暴力性や貪欲に気の狂った性愛、そして奇怪な思考障害のコンテイナーではないということを患者に確信させることに望みを持つでしょう。臨床家の偽りの自己は、統合失調症者にとっての移行経験となり、彼が非−人間的対象世界の安全さから、人間領域の危険を経験することへと移っていくことを可能にします。

　原注：
1. クライン派の精神分析家は、対象世界の中への投影同一化の影響について非常にたくさんのことを論じています。ビオンの「奇怪な対象」という概念は、自己への復讐を求める幻覚対象が住まう精神病的世界についてのものですが、それは明らかに、対象世界は密かに「生きている」という考えと関係しています。

10
メタ性愛

　統合失調症者の中には、自分が生命世界と非生命世界（つまり、木や川やバスや道路）の両方と特別なつながりを持っているという感覚を表現する人たちがいます。そしてまた、彼らは、その自己が何度もの心的有糸分裂（multiple psychic mitoses）を受けてきたと感じることもあるでしょう。そうした人物は、両極性の世界（男性と女性、母親と父親、生命と非生命）へと入り込んでいたので、ついには両極が統合された集合として語りだすのです。

　その患者が示しているのは、自分が、対象群との、そして対象間での、持続的な性交の一形式の最中にあるということです。これが、私が**メタ性愛**（*metasexuality*）と名づけた理論です。

　「メタ」とは、超えていることです。メタ性愛とは、性愛を超越することです。

　統合失調症的なメタ性愛は、原光景のもつ不穏な心的影響を体内化することで排除し、そしてその無意識的な派生物のすべてを排除することを目指しています。それによって性愛の現実性をも完全に無にしてしまうのです。このことは逆説的にも、人と人、人と考え、対象と他のいかなる対象といった、人生における**すべての**つながりを性的なものとして万能的にとらえることによって達せられます。すべてのものを性愛化することによって、統合失調症者は積極的に、性的空想生活における特異性と、特定の他者との性的交わりの現実性を消し去るのです。

　実際の性生活は、その言葉が無意味なものへと消失していくところまで一般化することによって無に帰されます。

なぜ統合失調症者は、こうした特殊な解決策を用いるのでしょうか。

母親と父親は異なります。そしてその差異は子どもにとっては耐えがたいものなのです。子どもが用いるひとつの解決策が、この二元性の排除です。その子どもの空想生活の中では、両親が性交して「ふたつの背中を持つ化け物[27]」になるのです。子どものこころの中では、性愛は単なる性交のことではありません。それはふたつの性が交じり合ってひとつの存在となる瞬間なのです。

統合失調症では、この空想はさらに拡張された別のフォームをとります。統合失調症者のひとりは、ある種のバイセクシャルの型を示すでしょう。そこで彼は、自分が男性でも女性でもあると考えます。それはまるで、こうした差異を消し去り、それを自分のパーソナリティ組織の中で組み立て直すことで、その差異を超越したかのようなものなのです。これは通常のエディプスコンプレックスに対する別の解決策とみてもよいでしょう。母親と父親を混ぜ合わせ、それを自分自身の自己の中に組み込み、その両者になることによって、彼は両親の権威に対する凱歌をあげるのです。乳児期や、よちよち歩きの早期では、両親の声は内的世界の一部であり、また同時に一部ではありません。そしてそれは、識別できるものであり、また同時に識別できないものなのです。統合失調症者の幻聴は母性的な声と父性的な声がこだましているのであり、こうしたやり方で出し抜かれることに怒っている、ということはあり得ることなのです。

しかしメタ性愛には別の側面も存在します。エディプス三角をメタ性愛的に躁的に超越する中で、自己は性交の行為だけでなく、そこから生まれたいかなる「誕生」もまた自らが支配していると考えるのです。今や自己は、形而上学的な統一（metaphysical union）の持続的な活動の中で、すべての対象とつながっていると感じます。両親の性交を体内化するという空想は、最も強い内的手段を頼ることで、こころの中で生じる退行を未然に防ぎ、それを統制

27　男女が正常位で結合してお互いにしがみついている状態が、まるで1匹の生き物であるかのように見えることの比喩。シェイクスピア『オセロ』第1幕第1場、イアーゴの台詞。

しようという試みです。性的万能感をもつ躁病は、衰えゆく自己を権力の座に再び据えることを目指していますが、皮肉にも、その権力の座は、まさに退行という現象それ自体からもたらされる位置であり、大人の知覚や経験が乳幼児的知覚によってあばた模様にされたようなものなのです。

　結果はふたつに分裂した、分割された自己であり、そこにはパーソナリティの乳幼児的部分と大人の部分が並行して存在してもいます。統合失調症者はふたつの年代とふたつの自己を組み合わせてひとつにし、性愛の力を呼び起こすことでこの防衛を達成しようとするのです。

　しかし、彼は単なる性的結合よりも高次の形式の性交が存在すると考えています。性愛を体内化することによって、またそれによって性愛を中和することで、統合失調症者は自分が性交のより高次の領域を手に入れたと感じていて、そこでは引きつけ合う反対物が混ぜ合わされて新たな至福の形となり、それが時に激しいスピリチュアルな交わりとして経験されるのです。

　これは時に、私たちには可笑しく感じられたり、ばかげていると感じられたりする形をとります。

　たとえば、ある統合失調症者はブロッコリーと薄切りされた靴下の料理を作るかもしれません。ブロッコリーが加えられる前に、靴下は長時間料理され、いろいろな香辛料で味付けされているということもありえます。この発想は、食事自体を楽しもうとするものではなく、反対物を引きつけ合う状態にすることなのです。（靴下とブロッコリーは今や、ある種の性交をしているのです。）そうして料理の神を公然と否定し、自己がこれまでは相いれなかったものを統括する新たな神であることを宣言するのです。

　ラカンはその精神病についての理論において重要な区別を行っています。彼が主張するのは、精神病者は象徴界の秩序（the Symbolic order）を拒否し、想像界（the Imaginary）へ、つまり乳児的自己の前言語的な精神世界へと崩れ落ちていくということです。私の見解では、解決策としてメタ性愛を無意識的に用いる統合失調症者は、躁的な水準で活動しています。それはつまり、想像界と象徴界の秩序の両方を支配する者のようなものです。こうした形の超越を達成することによって、統合失調症者は想像と言語の世界すべてを支配し

10　メタ性愛

ます。聞き手が彼の説明に困惑するならば、それは彼の躁的な優越感を確かなものとするだけです。統合失調症者は、画像思考と言語的表象とのあいだを、そして身体言語（原光景表象）と身振りとのあいだを振り子のように行ったり来たりしています。それは、文法の法則に従っていたかと思うと、次にはそれを破棄して、それ自体がひとつの行為として統語を再配置するということです。彼は常にこのふたつの世界のあいだ、乳幼児的自己と後言語的自己とのあいだでの活動に携わっていて、体内化された両親の性愛によって偽の養育を受けているのです。

　すなわちメタ性愛とは、主体は母親と父親に勝利し、彼らを体内化し、「私たち－世界（we-world）」になったという躁的な確信にもとづいた統合失調症的な対象関係なのです。この拡張的な行為によって、その主体は超越的な力を手にします。身体自己はその充当によって活力を得るものの、体内化による勝利の行為は原光景を非性愛化します。それはむしろ消化器系が食べ物の味を排除するようなものなのです。

　最終的に、性交の「高次の」形式は身体的対象よりもむしろ心的対象を結びつけることによって達せられるでしょう。これは人同士の知識にもとづいたつながりによって構成されたり、あるいは統合失調症者にとって、共有された音楽の嗜好のような特有の一体感によって構成されたりすることがありますが、それは性的オルガスムよりも至高のものであり恍惚とさせられるのです。

　こうしたつながりが無意識的な性的基盤を保持しているという事実は、通常は明白なものではないでしょう。統合失調症者の性愛の複雑さを私たちが理解する上で重要なのは、両親の性交を体内化することに対する彼らの興奮には、性的な感覚は含まれないし、また性愛の正常な前性器的形式や性器的形式とは関係がないということを理解することです。統合失調症的なメタ性愛は、反対物を超越的に、体内化的に融合させることに無上のよろこびを見出すのです。

　しかし、この解決には果てしない問題が存在します。退行とともに、激しくも幼児的な知覚や組織化の形式（触覚－運動感覚的、視覚的、聴覚的など）の突

発（breakthrough）がやってきます。統合失調症者は両親の原光景を体内化しようとし続けるために、その空想は強制的で、消耗させるものです。彼は粉々になっていく自己の足場を築くために、その原光景の想像された力を借り受けており、自らが母親と父親を殺してしまったという感覚によって事情は悪化します。

　いまや彼は深淵なる孤高の立ち位置に自らを見出し、世界が自分に復讐してくるだろうという恐怖にひとりで向き合っています。声を聞いたり、現実の中で動いている対象に出くわしたりするとき、彼は、自分の犯罪のために抹殺されそうになっていると思い込むのです。これはひどい錯乱状態にまで至る動揺を生じさせ、極限状況では、果てしないメタ性愛化の脱リビドー化として待ち望まれた緊張病性昏迷が、躁状態に取って代わります。

　EBACで出会った10歳のラリーについて述べて、この章を終えましょう。彼は統合失調症の子どもがどのように性愛に手をのばすのかを示しています。それはこの章で、両親の性交に対する支配として理解されたものですし、また私がメタ性愛と名づけたものです。思いだされるのは、ラリーがよく人差し指で他の子どもたちの額を触って、ぶつぶつ言っていたことです。それが意味していたのは、ラリーがその日、子どもたちを彼の漫画本の中に閉じ込めようとしているということでした。それは想像されたものと実際のものとの区別ができないすべての子どもたちを怖がらせる出来事でした。ラリーはよく、子どもたちの額に触れる前に自分の指を咥えて、それを湿らせていました。これは生殖に必要とされるものでした。なぜなら彼によって創造された漫画本の中の人々は、彼の子どもだったからです。子どもたちがラリーに、本の中に入れられないよう懇願することが、このことを裏付けていましたが、ラリーが彼らの額に触れると、彼らは悲惨な経験へと向かうことが運命づけられていたのでした。

　ラリーは自分のことを神だと考えていました。両親が自分「よりも大きい」という理由で、両親に激怒していました。そして、なぜ自分には未だに偉大な大きさが授けられないのか理解できませんでした。彼は自分のことを子どもとは考えませんでしたし、性のことを、両親には可能な魔術的な何かと見

10　メタ性愛

なしていました。そしてひとたび自分がそれを支配できたならば、彼はすべての世界の支配者となるのでした。より乱れたときには、彼はよく「ぼくは海老だ」「ぼくは海の底にいる海老だ」と叫びました。こんな発言はばかげたものに思えるかもしれませんが、私たちはラリーがそう言うのを聞くと、すぐに彼のもとへと寄っていきました。それは、彼が深刻な絶望の中にいることを私たちが知っていたからです。彼がこういうときには常に、涙が彼の頬を流れ落ちていきました。たいてい彼は、まさに床に崩れ落ち……そして崩壊していきました。彼は海の底の海老であることから抜け出すことを決心していました。ある日彼が述べたところでは、自分は「それにセックスをさせなきゃいけない」ということを確信していたのでした。後にわかったことですが、この言葉で彼が言おうとしていたのは、どのように両親を上回り、計り知れないほどの力を手にすることができるか、その方法を自分は知らなくてはいけないということでした。

11
声が聞こえること

　これまで、統合失調症者がいかにして対象世界に生命を吹き込むかについて議論してきました。その対象世界は彼らがゆり起こしたいとは決して思っていなかった領域なのですが、その領域へと彼らはゆっくりと踏み出していくのです。これらは、複雑に絡んだ不安の一部となります。もうひとつの不安の源泉はこころを失うことに対するパニックです。統合失調症者は、自らの実存の感覚は失いません。自己の感覚は保持しているのですが、その感覚が以前の受肉（incarnation）とは大きく変わってしまうのです。私たちの多くが当たり前のものとして感じているこころと自己の従来からの関係が変化することを経験するのです。

　後に論じますが、統合失調症者も内的な考えを他人に報告するときに、「私(I)」を使うのですが、それらはしばしばひどく妥協した産物としての「私」なのです。あたかもアンドロイドに代名詞的機能を与えたかのようなものであり、もともとあった自由さはどこかへ去ってしまったのです。今まさに内的空間を侵略しつつある声にすくんでしまい、その世界を恐れてほとんど話せずにいる、遠くの方から中継しているリポーターの感じに似ていると言えるでしょう。

　まず最初に統合失調症者に聞こえる声は、樹や小川や岩が話している声のように動物以外の対象世界から声がやってくるように感じられます。そして次第にその声は対象から切り離されてしまい、自分自身のこころの内側から聞こえ始めるようになるのです。一連の声は、まるで、独立した人格を持つかのように感じられるかもしれません。最初のうち、その声と友だちになろうと

する統合失調症者もいます。患者は、耳を傾ける者として、その内側からの話し声を崇拝しているのかもしれませんが、次第にその声と仲違いすることも多くなり、その話し声は、統合失調症者自身とは区別されるようになります。

　なぜでしょうか。

　子どもも似たような反応をします。動物でないものや、人間ではないものを仲間として歓迎します。子どもたちは高貴な樹の物語や、旅人を親切に迎え入れてくれる海岸の物語が大好きです。『ビロードのうさぎ』のような動物の物語も大好きです。それらのものは人間と同等と見なされますし、子どもたちも友情を感じます。

　大人であっても、こうした幼児が森羅万象を知覚するポジションへと後戻りすることは、統合失調症者の注目すべき行動の一部です。対象の物としてのあり方は明瞭です。幼児の知覚の弁別においては、色が重要な役割を持ちます。音は対象世界の決定的な一側面です。動きそれ自体も同様です。（幼児は物の動きをじっと夢中になって見ます。）しかし、大人にとって今となってはこれらの不思議な対象は、結局のところ、さほどなじみのあるものではありません。相手の人を愛すればすべて上手くいく、という教義を裏切る可能性があるのです。統合失調症者は、私たちが優しく、善意に満ち、社会に対して建設的であるという考えを、全くの嘘っぱちとして知覚します。彼らはこの世界を別のものとして体験しているのです。それはまるで、遠征の先遣隊が、克服できない難局に遭遇し、ベースキャンプに急いで撤退するかのごとくです。

　自己の統合性（self's integrity）が、壊滅の危機に瀕しているとき、私たちはすぐさま自分自身を保護するために行動します。そして、「私」は隠し場所へと隔離されるでしょう。隠された「私」を見つけようとしたり壊そうとしたりする人を欺くために、「私」は代役に投影されます。だから統合失調症者は、本当の自己を樹木や岩や小川に委ねるのかもしれません。樹や岩などが統合失調症者に話しかけるとき、それらの声を通して、患者は自分自身に話しかけているのです。樹や岩が、彼の本当の自己を保護しているという事実は、なぜ、統合失調症者が樹や岩を崇拝するかを説明してくれます。なぜなら、樹や岩は彼が困っているのを知っていますし、樹や岩からの指示は彼を助け

る試みだからです。

　その声は、ほとんどいつも一般社会の政治学（politics）に反目するようになります。声は彼らに変なことをするように命じることもあるでしょう。帰り道のあいだ、ずっとケンケンパをしなさいとか、歩道の端っこだけを歩かなくてはならないとかです。通りすがりの人は、その行動を見て、おびえてしまいますが、この事実は、統合失調症者の「私」が出すのは正しい指示であり、彼を破壊しようとする力を馬鹿にしようとしているということを単に肯定するだけです。このような行動はもちろん、重複決定されたものです。統合失調症のメタ性愛という文脈で考えると、ある場所から別の場所へジャンプすることは、性交の動きの無意識的表象かもしれません。「私」は今や、三者間の性愛の「私たち－世界」へと隠されてしまいます。というのは、かつて、直ちに新しい命を産み出す性的狂乱イメージとして封印された母親像や父親像の中に、自己は融合されてしまうからです。

　統合失調症者の中には、このような声が最初から非常に危険で恐ろしいと感じて、声が聞こえるとぞっとした、と後々語ってくれる人がいます。これらの声はたいてい自己を手厳しく批判したり、あるいは反社会的行動をとるように命じたりします。予想通り、声がどう聞こえるのか、声が何を言うのかは、個人の病前からの精神状態によって異なります。その人固有の世界に対する考え方、とりわけ小さな子どもの頃から自身に語りかけて来たやり方がベースになっています。もし乱暴な意識をもっていたなら、声も暴力的な傾向になるでしょう。それほど自己批判的でなければ、声もより親し気に感じられるでしょう。

　確かに、その声は、子ども自己（the child self）から分離した部分に起源があります。子どもが実際に経験していく中で、ある出来事が、直視するにはあまりに苦痛に満ちていたり、あまりに訳がわからなかったりすると、その出来事は拒絶されてしまうのです。その出来事と、それを体験した自己の一部分はこころの外へと追放されます。それらが自己から追い出されると、その人自身の生い立ちに関する意識的感覚の一部ではなくなります。そうなると、そうした出来事は後年、声という形で戻ってきたときに、自分の外側から話し

かけているように思えるのです。あたかも自己には異質のものとしてです。とはいえ、こうした自己の分割排除された部分が高く評価されるなら —— たとえば、友情への愛など —— その時は、自己のその拒絶された一部分は、愛情にあふれた親しげな声として戻ってきますし、それはむしろ想像上の仲間（imaginary companion）に似ています。

　しかし、最初にその声がどのように体験されたとしても、投影された「私」との蜜月は、たいていは数か月しか続きません。そして声からの要求は次第に消耗させる内容や、不可能な内容へと変わっていきます。このことがすぐに、自己において決定的に重要な機能をする部分としての声に対する信頼は放棄されるだろう、ということにはなりませんが、その声が持つ見識への信頼は次第に減少するでしょう。

　それらは複数であるので、「私」の機能の一部を含むその声の方が、私たちが「ふつう」に抱いている錯覚、つまりこころはひとつであるという錯覚と比べると、実存的には真実に近いと言えます。「私」とは決して統一された知覚ではなく、むしろいつも多くの異なる視点を代表していることは事実です。私たちは不均一であり、多くの矛盾を抱えているのです。私たちの視点や自分へのアドバイスは、理にかなっていることもあり、自己欺瞞のこともあるのです。

　構造的視点からすると、錯覚にもとづく「私」の覇権は、声の侵入により挑戦を受けることになります。そのため、自己はその声を追い払うように強いられます。統合失調症者が、その声にもともと内包されているように見える知恵を傾聴しようと試みたとしても、内的対話の文法からすると、その声は自己に話しかけてくる他人の意見として現れます。それゆえ、それらの声は主観的存在として関与することができなくなってしまうのです。

　この点について、別の考えがあります。両親の性交場面をコントロールできると信じる錯覚が弱くなっていくことは、自己の欲求に世界が従わなくなっていくことと同じです。ものごとは統合失調症者の思うようには進みません。彼の万能感への衝撃とともに恐怖がやってきますが、それは自分がこの実験をコントロールできなければ自分の中にとりこんだはずの力のなすがま

まになってしまう、という恐怖です。もし、その「私たち－世界」が彼の支配権を投げ出して、報復を探し求めるとしたら一体何が起こるのでしょうか。

その上、興味深いことは、声の空間上の**位置**という主観内の感覚です。ものすごく遠くから話しているかのように、はるか遠く離れているような声もあれば、近くて、大声で、要求がましく感じられる声もあるのです。正常な人は自己に対して静かに話しますが、統合失調症者はそれとは異なる明瞭な声の特徴をもった実際の声であると、声のことを説明するでしょう。声の近さ、声の音、声の性質 ―― そのうちのひとつでも複数でも ―― こうした側面のすべてが、自己の精神生活を目撃するという奇妙な状況を生み出すのです。子ども部分と大人部分を併せ持つ人が子どもの空間に戻ると、彼はこのふたつの位置に分割されます。そして、自己の断片化によって、この風変わりな出来事を目撃することができ、自己は他の誰よりもこころの神秘をのぞき込むことができるという錯覚（これはある意味正しいのですが）を保持することが可能になります。

ビオンや他の人は、この観察能力をパーソナリティの「非－精神病」部分によるものとしました。しかしながら、この定式化には次のような問題点があります。すべての統合失調症者は、適切に機能する非－精神病的領域を保持していますけれども、彼らの指針となる無意識的空想との関係が絶たれているという視点がないのです。つまりメタ性愛の「私たち－世界」に没頭する無意識的空想のことです。彼らは、取り込もうとしたり、コントロールしようと試みた対象たちの性交の新しい形式に繰り返し出会いながら、主観的経験を多元化します（pluralize）。新しい人と出会うこと、新しい場所と出会うこと、このような体験はすべて、自己に同化すべき興奮として体験されます。

もう一度強調しておきますが、性愛のこの形はほぼ完全に無意識的です。その目的は、オーガズムに至らせる性的興奮を引き起こすことではなく、性的リビドーを通してすべての対象をつなげることですし、その際には、興奮で引き寄せて対象をくくりつけるために、性的興奮に本来備わっている融合感を利用するのです。自己が、このような感情を裏切ることはありませんが、このタイプの躁状態は、多神教的な天上の喜びを表します。

早い段階において、統合失調症のこころは、ありふれた日常の世界から距離を取る傾向があります。たとえば、スーパーマーケットに行く話をしている一方で、彼は地球に向かってくる小惑星のことを考えていて、どうすれば小惑星が反転してくれるのかを考え、さらにこの思考のより複雑な領域に思いをはせたりします。こうして、ますます彼を取り囲むさまざまなものから離れていってしまい、統合失調症者は観念が漸進的に侵入してくるので、他の人から何を言われているのかに集中することがさらに難しくなるのです。

　統合失調症が定着しているとき、人は（幼児、児童、青年、成人など）異なる時制の自己に分裂しています。彼のこころの彷徨の部分から形成される異なる考え方は、今やそれぞれに応じた異なる声によって代表されています。そこでは、未知の議題を追求してくる無慈悲な競って話そうとする人たちの怒号に満ちた集会場で、たったひとりで話す人のように、「私」は放っておかれるのです。次第に彼はこころが危険にさらされているので守らなくてはならないと確信してきます。

　この感覚はしばしば、対象と外的世界がもたらす暗黙の教示（風が吹く、暗雲が横切る、黒猫が道を横切るなど）から彼が体験したことによって引き起こされるのです。別の言い方をすると記号体系を意味と置き換えるのです。これらの割り当てられた意味は、しばしばむしろ平凡な方法によって生まれます。たとえば、暗雲が雨をもたらす、水があなたを濡らす、といった感じです。しかし、このような現実との直接的関係は次第に、こころの意味づけ機能を侵害します。つまり、自己は記号体系と感覚体系とのつながりの方をだんだんと信じるようになり、抽象化能力を失い、ある種のロック哲学的な人生観へと戻ってしまうのです。このようにして自動車は病院へ移送されることの記号となり、自動車を見るとパニックと怒りが誘発されるかもしれません。ペンは過去に自分について書かれた否定的なコメントの記号であり、それゆえに今になって不安を誘発するのかもしれません。

　これに関するセラピストの課題は、これらの声について咎めることなく患者に尋ねることです。患者に説明し、声がナンセンスであることを説得しようとするアプローチは効果がないでしょう。なぜならば、自己が変装したも

のこそが声であるという心的現実を無視しているからです。最も良い方法は、各々の声が言っていることを単に傾聴し、さらに詳しく尋ねることなのです。この種の質問をすることが皮肉にも治療効果を上げるのです。声は決まっていつも唐突に話しだします。声が「聞かないで」「答えないで」と指示を出したりもしますが、一般に声が自己と対話することはないのです。

　最も重要なことは、声は自由連想できないことです。声が一体何を意味しているのかもっと聞きたいという、簡単な要求にすら応じることができません。だから、統合失調症者は、声にさらなる説明ないし詳細を求めるようですが、それは上手くいきません。分析家と患者は同じ問題、言われたことから何をつくりだすのか、という問題を共有しているのです。それは今や、そのコメントを意味のある何かへと**翻訳**するという問題であり、この問題が生じるので、患者の「私」機能を使用することが徐々に増えると、その声から孤立していた機能的態勢が傷つけられていきます。被分析者は話をせざるを得ないので、この結果は避けられないものであり、そして深い意味があります。患者に声のことを諦めるように伝える必要はありません。尊厳をもってその声を取り扱いさえすればよいでしょうし、その声が何を意味しているのかを臨床家が理解するのを助けてくれるようお願いするのです。その結果、考えている患者はその思考を取り戻すことができるのです。

　その声があまりに賢くて、どんな犠牲を払ってでもその命令に従わなければならないとしたら、なぜ患者は自分なりの考えを持つことができないのでしょうか。統合失調症者は、しばしばとても知的で教養がありますので、こういった他の崇拝される声を神のお告げへと拡大することに失敗すると、声の重要性は減少し始めます。その結果、声はむしろ慢性的なもので予測可能なものとなります。声の力が減少するのは、誰か他の人が統合失調症者に異なる考えをするようにと説得したからではなく、その声が自身の知的信頼を喪失するからなのです。

　しかし、声は自己の分割排除された部分を代弁しますが、そこと結びついた重要な経験はどういうわけかこころから追放されてしまっています。このような否認された自己の断片が戻ってくるのは、通常、時間の問題に過ぎま

せん。しかし、もしサイコロジストが声に耳を傾けるならば、自己のこの部分が何と言っているのか発見でき、中核的なメッセージを真摯に受け取るならば、声の猛威は減少し、そうすると声のメッセージを受け止められるようになるのです。

　声はもはや特殊な自己の状態を代弁するのではなく、その代りに、声は分割排除されることの**効果**を象徴します。それはまるで、メッセンジャーが今や、分割排除された内容ではなく、追放されたという事実を代弁しているかのようです。声に込められた怒りは、自己の存在への関与を一部分失ったことに対するこころからの悲嘆です。悲嘆が生じるとき、声は、発見されたり、理解されたりする潜在的可能性を持った特別な考えを、もはや私たちに伝えようとはしてくれません。この世界を罵り、怒りと心的苦痛という終わりのない表現形で自己を永久に攻撃し続けるのです。

　統合失調症者と声について議論することは可能ですが、幻視について話し合うことは、それよりもずっと困難です。たとえ、一般的なイメージでは、これが、統合失調症者が世界をどう見ているかについての見解だとしても、実際のところ、幻視は統合失調症者においては珍しいことです。声が聞こえること（hearing voices）が妥協なのかどうかは、統合失調症に関する今後の臨床研究でも明らかになるかはわかりませんが、ただ、妥協である場合、自己は侵入的幻覚に屈するよりも、むしろ侵入的な声を無意識に選択するのです。

　こころの内側で声が聞こえることは、（仮に馴染みのない声であったとしても）友人としてもてなすようなことです。日中に幻覚が起きることは、めったにない現象です。白昼夢は幻覚ですが、意識の保護 —— これはそれらを厄介なものとしてうまく否認しています —— から慎重に引き離されています。

　ですので、声が聞こえるということが、想像のオーダーという溶解していく混沌に溺れるというよりも、むしろ象徴のオーダーにしがみつくということであるのかどうかを問うてもいいのでしょう。そしてこの想像のオーダーにおいてイメージ —— 幻覚の影響下で次から次へと選ばれたものですが —— は、私たちが意識の座と関連づけているあの知覚の一貫性を無効にしてしまうのです。

12
知っていると想定すること

　ある日、EBACで私はある男の子とちょっとした争いをしました ―― ちょっとした学習経験と言っても良いのですが ―― それはイードウという日系アメリカ人の男の子とのことです。

　彼はいつも「イードウが欲しいのは……」と言い、決して一人称を使いませんでした。そこで、数日間私は「イードウ、きみは『ぼくはクッキーが欲しい』と言ってもいいんだよ」と伝えてみました。ですが彼は「イードウはクッキーが欲しいの！」と繰り返しました。やがて明らかになってきたのは、彼は私が伝えた「ぼくが欲しい」（と言ってごらん）という言葉を、私、つまりクリストファーがクッキーを欲しがっているという意味に受け取っていたということです。だから私がクッキーを横取りしようとしている、とイードウは考えていたのです。

　およそ１週間、私は彼が何を言っているのか文字化してみました。その中からイードウが話したことの一例を以下に挙げましょう。

　　　　金曜のドラマを観ろ　　KTVU[28]サンフランシスコ・オークランドの劇場　　観ろ　　土曜日のドラマKTVUサンフランシスコ・オークランドの劇場　そこへ入れ！　観ろ　２チャンネル　お風呂入りなさい　ケロッグのシュガーフレーク　ケロッグのコーンフレーク　ケロッグの玄米クリスピー　ケロッグのスペシャルK　ケロッグのシ

28　FOXテレビのこと。

ュガーフレーク　トニー　ロバート　窓ガラス１枚　ロンばんばん叩く　窓ガラス　ボブズバーガーの瞬間プチプチアイス　そっちに入って観なさい　観ろ　マーブ・グリフィンのイブニングニュース　アンディのセカンドシーズン　アメリカ製のボールペン　タカハ[29]　マーブ・グリフィンを観なさい　ジェームズが泣いてるのを見なさい　ジョニー　ジョニー　あなたテレビを燃やした　お尻ペンペン　ジョニー　お尻ペンペン　急ぎなさい　ダメよ　ダ～～～メ　叩くよ　あなたの　逃げろ　**パスワード**は見ちゃダメ　あっちいってなさい　出て行きなさい　このアパートから　スティーブのお家に　出かけなさい　夕方　あっちいってなさい　セカンドシーズンCBS　KPIX　スタン　テレビ　終わった　ジョニー　お尻ペンペン

　　デュモント　KTVU　２チャンネル　じっとしてなさい　そうあなたがやったの！　そうあなたがやったの　ジョニーお尻ペンペン　テレビKTVU　２チャンネル　珍犬ハックル　ダメダメ　ジョニー　２チャンネル　泣き声　泣き声　メンネン44[30]　スウィング昼のお笑い番組　CBS　ジョニー　お尻ペンペン　デュモント　お尻ペンペン　あなたボブに何してるの？　２チャンネルのままよ　お風呂　泣き声　聞こえない　死んだ　２チャンネル　やってない　午後　には　KPIX　５チャンネル　午後のマーシャルJを見なさい　２チャンネル　ダメ　泣き声　パット・ポールソン

　これがほとんどの時間のイードウの話し方です。座っているときは前後に揺れていました。歩いているときは猫背になって地面に話しかけていました。イードウはめったに人に話しかけませんでした。彼が何かを欲しいときには、他の人のシャツを引っ張ったり、欲しい物のところまで連れて行ったりしました。ごくまれに、彼と目が合うことがありましたが、たいていイー

29　家紋の鷹羽をつけたワインメーカー。

30　アメリカの化粧品メーカー。

ドウは目をそむけていました。

　上記の対話例から、読者のみなさんは確かなつながりを見出すことができるでしょう。彼はおそらくたくさんのテレビ番組を観ていたのでしょう。というのも、日中のテレビ司会者の名前やチャンネル番号をよく知っていたからです。イードウ本人がテレビを観たがったのでしょうか、それともイードウがあまりに扱いにくい子だったので、両親や養育者がテレビの前に彼をポーンと放ったのでしょうか。テレビ番組に散りばめられているものは、彼に向けられた会話の断片のようです。加えて、こころの内へと向けられた声もあるようですが、その声のほとんどは懲罰的な内容です。「お風呂、泣き声、聞こえない、死んだ」という文節に続いて、「2チャンネル　やってない　午後」（実際はやっていますが）というのは、イードウにとってお風呂に入ることが苦痛であったことと関係がありそうです。入浴はイードウにとって死にそうなほどのこころの痛みを誘発される状況なのでしょう。つまり、まさに彼と世界をつなぐものであるテレビ番組ですら、動かなくなってしまったということなのでしょう。

　もちろん、イードウがひとりのときには無口でいるのかどうか、確かめることはできません。イードウが風呂に入れられる苦痛に関して聞いている人に向けて話す、といったような内的な対話の流れは、このような方法で外在化され、偶然に聞かれるより他の方法はないのです。私が識別できたこうした思考の連鎖についてしばしばコメントしてみましたが、彼が応答することはめったにありませんでした。しかし、時々急に立ち止まってはほんの数秒私の方を見ると、再び前後に揺れながら話し続けるということがありました。1回だけ、私は彼の話をそのまま繰り返して言ってみましたが、大惨事になってしまいました。全然見えなかったために気づく間もなく、イードウに側頭部を殴られて私はのされてしまいました。それ以降、彼の真似をするのはやめました。

　イードウが用いる言語の使用法からは、言語学的には主語を極端に回避していることがわかります。しかし、統合失調症者が自身の自己と関係することというさらに微妙な側面を理解するために、「私（I）」と「自分（me）」を区

12　知っていると想定すること

別することは役に立ちます。他の研究者、特にジョージ・ハーバート・ミード[31]やウィリアム・ジェームズ[32]は、同じような区別をしていますが、私は、これらの用語を私なりの方法で使っていきます。

「私」を自己が話すときの態勢（speaking position）として私は定義します。「私」は刻一刻と変化するこころの表象の明白な統轄者です。「私」は、その機能をこの上なく自由に使えます。たとえば、もともとは互いに無関係な思考の流れに由来する、相反する考えであっても、いつでもそれらをつなぎ合わせて意識にのぼらせるかもしれませんし、意識化することで、それらの痕跡を記憶に残すのです。自分自身が話すのを聞くこと、もしくはそれを他人に聞かれることによって、こうしたつながりを深く理解することになるのかもしれません。これこそが、自由連想において生じることであり、そのときセラピストと患者は無意識的思索を聞いているのです。

直近の瞬間的な経験が言語化されるとき、「私」は歴史的物語（historical narrative）を確立します。これは、そのように明瞭に言葉にされた瞬間というのが内的経験を解説するのを意図している、ということではありません。それどころか、このような活動は無意識的思考をすぐに遮断する肥大化した意識の形成へとつながるでしょう。にもかかわらず、内的世界の一部が言語化される際に、無意識的思索の中の通常はアクセスしにくい領域が、一瞬「私」を通じて、発話へと投影され、そして自己は歴史を作る人になると共に歴史の記録者にもなっていくのです。

「自分」というのは、主体が存在することを体験した際にそれを蓄えておく貯蔵庫に相当します。すなわち、活動的である想定された知識（assumed knowledge）が現前するのです。こうした「自分」は自己の中核であり、経験を通じて記録され、個人の心的状態（mentality）や感受性を構成するこころの原理（mental axioms）へと変形されるのです。

「私」と「自分」は単なる発話（speech）の一部ではありません。それはここ

31　George Herbert Mead (1863-1931)　アメリカの社会心理学者。
32　William James (1842-1910)　アメリカの心理学者、哲学者。実験心理学の祖。

ろの機能の中の言語能力を反映しているのです。そのふたつは、自己や外側にあるその他のものとの内的対話に用いられますが、内的発話の想定の一部でもありますし、さらにはその領域内で自己を話し手と聞き手に二分する役割もあります。

　EBACのラリーが、「私」と「自分」の違いについて身をもって示してくれました。彼は1日も欠かすことなく、いくらか不思議と目立つ往復運動をしながら、つまり行ったり来たりするたびにその都度顔つきを変えながら、部屋の中を歩き回っていました。ある日私は、ラリーが使われていないテーブルに着いているのを見かけましたが、彼はひとつの椅子からもうひとつの椅子へと移動していました。それぞれの椅子はテーブルの両端に置かれていました。ラリーはひとつの椅子に座り、身振りで何かを示すと、素早くもうひとつの椅子へと移動して座り直し、笑顔になって時々声を上げて笑いました。

　　「ラリー、きみは一体何をしているんだい？」
　　「ぼくは自分に話をしているんだ。」
　　「何だって？」
　　「自分に話をしているんだよ。」
　　「それってどうやるの？」
　　「ここにぼくが座って、ぼく（I）が喋っているんだ。」
　　「それで、そっちに座るときは？（もうひとつの椅子を指しながら）」
　　「ああ、それは自分（me）が聞いているんだよ。」
　　「そうか、じゃあ、今座っている椅子にきみがいるときには誰が喋っているんだい？」
　　「それは自分にむかって（for me）だよ。」
　　「きみにむかって？」
　　「違うよ、自分にむかってだよ。ぼく（I）が喋ってるし、それは自分に対して（to me）で、椅子に座ってる自分だ。」
　　「ああ、じゃあきみがたとえば、『ぼくは漫画を描こう』って言ったとしたら、それはきみの話を聞いている自分（your me）にむかって言って

るってことだね？」

　ラリーが部屋の中を歩き回っていたのは内言の動きを表すある種の演出方法を表象していたのだと気づきました。彼は自分自身との内的対話に没頭していました。その往復運動で、「私」が「自分」に話しかけることを空間的に演じていたようでした。それから数年間、私はラリーの不可解な説明を考えに考えました。それにしても、ラリーが私に秘密を話してくれなかったら、統合失調症的な内的思考の世界に共通するそうした“私−自分関係（the I-me relation）”についての深い意味を理解できなかっただろうと思います。

　本書6章で、私が担当していた患者のミーガンについて述べましたが、彼女の話は断片的で当初全く意味がわかりませんでした。いくらか時間が経ってからミーガンが内言を外在化していることに私は気づきました。彼女は私に向かって話しかけていた**のではありません**。彼女は無意識裡に、私の目の前で、彼女自身に話しかけていたのです。彼女が語った内容の多くは、文章の断片同士の接続関係に気づくことを想定していました。彼女は自分のこころの中に聴き手がいると暗黙のうちに想定していましたし、そのことを自覚した上で、自身の思考を聞いていたので、ミーガンは私に話しかける必要がなかったのです。

　もし、内的体験に関するレフ・ヴィゴツキー[33]やジョルジュ・バタイユ[34]といった著者らによる説明がまだわかりにくいのであれば、それは内的体験の現象が事実上、描写不可能であるという理由によります。こうした問題に取り組む書き手は、自分が書こうとしている内容を私たち読者がわかっているものと想定しています。もし、私たちが内的体験のことを考えるならば、深層心理学の核となる原理（core axioms）の多くが —— たとえば私たちが無意識に考えるとか —— 私たちが自身の内的体験からそのことを知っているという想定にもとづいていると言えます。情緒的な内的体験を構成するひと続き

33　Lev Vygotsky (1896-1934)　旧ソビエト連邦の心理学者。

34　Georges Bataille (1897-1962)　フランスの哲学者、思想家、作家。その主著に『内的体験』がある。

のこころの出来事の科学的根拠を示すことは誰にもできません。こうした作家たちが働く実験室は内的世界です —— それは、たとえ私たちがコミュニケートできないとしても、私たちみんなが持っているし知っている何かなのです。

むしろミーガンのように私たちは自分自身との会話に熱中しているとき、充実した討論をしているのだと想定します。実際にはこれは錯覚です。時折、私たちは自身に何か単純なこと ——「仕事が終わったら忘れずに買い物に行かなきゃ」など —— をこころの中で言うかもしれませんが、私たちのより複雑な内的思考を実際に明確に言うことはできません。無意識的な思考過程はことのほか複雑であり、こころの中で、明確に表現され念入りに作り上げられた意味の要素が重複したり、交差したりしながら同時に生じます。私たちはこうした内的討論を当然だと思っていますし、その内的討論は、私たちの夢と同じくらいの速さで作動するのです。

この想定された知識は、代名詞の位置（you, me, I, we, they）の存在にもとづいています。言葉の文法構造は無意識的思索という電光石火の過程の中で一時的に棚上げされますが、これらの代名詞の位置、つまり想定されたものの一部分は、思考の無意識的過程に決定的に重要な精神的統語法を構成します。考える人としての私たちは、自分たちが生み出したこころの産物の中に存在していると想定されます。しかし、無意識的なこころの中で何が起きているかについての**意識的な**知識はほとんど持っていません。

思考のパリンプセスト[35]は、話し手と聞き手から構成されたこころの民主主義の統治（aegis）の下で将来へと向かっていくのです。内言 —— それは想定された知識の活動です —— は、多くの起源から導き出された考えを処理しなければなりません。無意識的思考を構成する瞬間々々の動きの中で、私たちが考えていることのどれくらいのものが「自分」—— 存在することに関する主観的経験の貯蔵庫 —— から生じているのか、どれくらいのものが「私」

35　中世などに利用された羊皮紙などで、すでに書かれていた文字を消して新しく書かれた古文書のこと。

―― 心的表象の機構における押しが強い居住者 ―― から生じているのか、私たちにはわかりません。

　本章における見解とは、統合失調症者が自己と他者との対話集会を諦めてしまい、そして「私」を手放したために自己を代表 (re-present) してくれる話し手がいない、ということです。そのために、統合失調症者の話を聞いている人たちは、患者の中で考えがもともと浮かんできたそのやり方を目撃したままにされるのであり、これはフロイトが「二次思考過程」あるいは「加工」と名づけたものに媒介されていないのです。

　しかし、統合失調症的発話 (speech) は、他とは明確に区別できる分別のある意見の部分も含んでいますので、私はこの統合失調症的行為には何か別のことが反映されているのだと確信しています ―― その行為を私は**精神病性の啓示**（*psychotic revelation*）と名づけています。これは通常の意識によって言語化されるよりも、今ここで表出される方がより確かな真実であるという**感覚**（*feeling*）です。

　このようにして見ることで、なぜ多くの統合失調症者が、病気のまさに初期段階において、精神病への恐ろしい変形が一筋の光明であると感じているように見えるのか、その理由を私たちは理解できるかもしれません。私たちが気にも留めないものに、彼らは目を向け、耳をすまします。患者の生き生きとした思考の動きに対して、私たちがとても鈍感であることを彼らが認識すると ―― 時々、彼らの思考は信じられない速さで視覚や聴覚の場を横切るのです ―― 、彼らは理解してもらえるという一切の希望を捨ててしまうのです。

　入院中の人たちにとっても事情は同じで、彼らもまた、自分の考えを仲間の統合失調症者に伝えることができないことに気づきますが、それは仲間の統合失調症者が健常者がするのと同じように患者との関係を断っているように見えるからです。その結果、多くの人が、自分たちは心底特別だし、魂の真実の番人ではあるものの、終わりのない孤独を運命づけられているのだ、ということを信じるようになるのです。

　以前、私が説明したことから明らかだと思うのですが、EBACの子どもた

ちの多くはどうやって人と会話をすればよいのか、そのやり方を知りません
でした。たとえばバークレーの路上で起こる暴力への不安といったストレス
状況下において、子どもたちはセラピストにたくさんの質問を投げかけまし
たが、このような不安にかきたてられた質問責めは決して良い会話のイディ
オムとは言えません。

　初めの数章でカウンセラーが子どもに話しかけ関係に引き込むために行う
ことをいくつか示しました。たとえばひざまずいて子どもをしっかりと見な
がら気持ちを込めて言葉をつないでいくことなどです。このような方法で私
たちは子どもが私たちと会話することに関心を抱かせるように試みるのです。

　残念なことに、少なくともEBACにいるあいだ、イードウが会話に関心を
持つことはありませんでした。私が知る限り、イードウは一人称で話すこと
がなく、話す際に想定している立場を自己が決める上で、不可欠な役割を担
う他の代名詞もめったに使うことはありませんでした。

　他の子どもは、主体として話す能力が発達していないか、あるいは、それ
が発達していたとしても、主格代名詞（I, you, he, she, it, we, they）はためらいがちに
口にされるかでした。彼らは目的格代名詞（me, you, him, her, it, us, them）をより多く
使うようでした。しかし時には、目的格代名詞すら使われないことがありま
した。以前の章で紹介したニックは、時々「あなた（you）」と言うことはあり
ましたが、私のことは名前で呼ぶのをとても好んでいました。

　フリードリヒ・ヘルダーリン[36]が統合失調症へと急激に陥ったことについ
ての繊細かつ素晴らしいエッセーの中で、ロマーン・ヤーコブソン[37]はマッ
クス・アイフェルト[38]の観察を引用しています。それによるとヘルダーリン
のこころは「さまよい、あちこち歩き回って、彼自身との永遠の混乱した対
話に専念していた」状態だったそうです。当時の人の記録によるとヘルダー
リンは徐々に人と話すことが困難となり、こころの中の「あなた」との対話

36　Fiedrich Hölderlin (1770-1843)　ドイツの詩人、思想家。30代で統合失調症に罹患し、退院後は
　　塔の中で生活しながら詩作し、後半生を送った。

37　Roman Jakobson (1896-1982)　ロシアの言語学者。

38　Carl Maximilian Eifert (1808-1888)　ドイツの牧師、歴史家、作家。

に夢中になりはじめてからは、彼の詩が際立って変化したそうです。よく知られているように彼は自分の名前を捨てて、新しくスカルダネリと名乗りはじめました。ジェイコブソンは、「彼自身の名前を拒否し、それは借りものの名前あるいはでっち上げの表現だと決めてかかるのは、会話から、後には作品からも彼の《私》を除去しようとする試みなのである」と記しています。^(原注1)

ヘルダーリンが他者との対話をやめてしまうにつれて「発話の内部主観的性格にもかかわらず、そこから一種の相手に向けられた会話」の度を増していき、彼は散文を放棄して詩に乗り換え、生涯にわたって詩を生み続けたのです。^(原注2)

散文とは違って、詩は明確な主語や目的語がなくても成立します。まるっきり代名詞を使わなくても成立します。例として中国語と漢詩を考えてみましょう。中国語と漢詩は明確な話し手もしくは聞き手を用いなくても、自己について話す方法があります。その代わり中国語も漢詩も高度に多義的です。読者はおそらく経験の一過性のフォームとして存在している自分自身を詩に投影することが許されます。

ここで私が議論したいことは、統合失調症者が対話から姿を消してしまうことや主格代名詞や目的格代名詞の欠落が東洋的思考法の現れであるというようなことではなく、いかに多くの患者が話をするときに自己を捨ててしまい、明確な目的が全くない非統語的な対話の世界の内側に自分自身を存在させているにもかかわらず、聴き手に強烈な印象を残すのかを知っていただきたいということです。換言するとこのようなコミュニケーションは、ほぼ完全に情緒的基盤を持っています。多くの場合、統合失調症者は相手に何かを伝えようと試みることはしません。その代わりに、患者が世界を経験しているやり方の中に、統語法的に、相手を包み込もうと試みるのです。

ヘルダーリンの詩の序文に、マイケル・ハンバーガー³⁹は「叙情詩というのは感情についてのひと続きのメタファーである」とする一方、悲劇風の詩というのは「知的な見解のメタファーである」と記しています。ヘルダーリン

39　Michael Hamburger (1924-2007)　イギリスの詩人、批評家。

は後年、統合失調症にかかったため、彼の感情のメタファーは以前よりわかりにくくなりましたが、ハンバーガーにとってこのことはヘルダーリンの詩の価値を下げませんでした。ハンバーガーは、まるでヘルダーリンが突然子どものようになってしまったようだとして、「多くの拒絶や悲劇に苦しんだため、彼は高いレベルにあったと思われていた自分の機能を、そして、そのことで有名であった高い機能を捨て去り、別の場所から話していた」と書いています。ハンバーガーによると、ヘルダーリンの小説『ヒューペリオン』は彼の書き方と精神状態において強化された二元性を反映していますが、その中で詩人は「おのが存在のすべてを忘れ、われわれの本性も声をひそめて、しかもわれわれがいっさいを見いだしたような気持になるときがある[40]」と書いています。(原注3)

　私の考えでは、この主張に異議を唱える成人の統合失調症者はほとんどいないでしょう —— きっと彼らの自己の変形の初期段階は別でしょうが。ほとんど純粋に詩的知覚のみが行われる地点というのがあり、そこでは通常の会話に不可欠なつながりが、世界を別の見方で見ようとすることのために留まっているのですが、あらゆる自己がそうした地点へと退化することを想像できるというのであれば、統合失調症者が、自分は世界を超越的なやり方で見ているのだと考えている、明らかな独りよがりを理解するのもさほど難しくありません。統合失調症者は、(たとえ、純粋に修辞学的常套手段としての使い方であっても)「私」を諦めて事物の世界に散種するにまかせますし、そうした事物の世界、すなわち汎神論的な組織においては、あらゆる自己が、沈黙しているが色鮮やかな無言のオーダーに加わるのです。患者は、自分のいる場所やそれの正体を私たちにどう伝えたらいいのかわからず、ましてや私たちがこの新しいこころのすみかをどのように理解したらよいかも、わからないのです。

　それでは、この存在に関する詩へと変形することに、私たちはどのように

40　手塚富雄訳「ヒューペリオン」ヘルダーリン全集3『ヒューペリオン　エムペドクレス』河出書房新社、1966年　36頁。

12　知っていると想定すること

アプローチできるのでしょう。

　私たちの思考過程はおおむね無意識的である、というのが今のところの議論です。つまり、無意識的であるがゆえに私たちはその思考過程について意識的に考える立場にありません。事実、無意識的に考えていることを知らないということが、私たちがこの世界で機能できる能力の核心なのです。「日常の言葉（Everyday Speech）」の中で、モーリス・ブランショは以下のような論法は不可能に近いと書いています。私たちはみな、ありふれた日常（the everyday）を受け入れて暮らしており、それをするのは組織化する主体としてではなく、（ありふれた日常の混乱状態という）その動きの中にいるもの言えぬ参加者としてであって、後者は生きられたこと（the lived）を思考の中へとまとめあげるのは到底できない、と。ありふれた日常を生きることは私たちが存在することの中核ですが、そこには**知覚しえないものであるという特徴**」もあるのです。それは意義を持たない生活領域です。それは静かであり、あまりに静かなので「私たちがこの沈黙を聴き取ろうと黙するときにはすでに四散して」しまうのですが、沈黙のひとつの形態であるところの「お喋りすること」の中に聞くことができるのです。(原注4)

　言い換えると、この世界で生きていく際に、私たちは経験に意味を付与しているのかもしれませんが、ありふれた日常を私たちは目の前で経験しているのですけれども、それ自体は知覚できないので、それゆえ思考の中へとまとめ上げることができないのです。

　ブランショが書いていますが、「日常とは、人間をしてまるで自分が知らないうちに、人間の無名性のなかに引き籠もらせてしまうような運動」であり、それは「私たちのうちに、私たちの周りにある心地よい人間のざわめきにほかならない、語ることのない言葉」にあるのです。ありふれた日常の中で、参加者としての私たちは「名をもたず、個人的な現実をほとんどもたず」、「かろうじてひとつの形姿をもつ」のです。彼は「日常とは人間的なものである」と結んでいます。(原注5)

　この匿名性のおかげで、私たちは不確定な世界の中で生きることができるのです。そのとき私たちは、自分たちが創造したものではない何かの一部と

なります。実に「日常とは私たちにとっての永遠なるものの分け前」なのです。何ら方向性もなく、始まりも終わりもなく、「無秩序さの供給源」なのです。(原注6)

　しかし、このように毎日を生きることは、統合失調症児が（後に大人になってからも）できる何かではありません。彼は自分の起源（authorship）を忘れることができませんし、常に彼に対して何らかの理解を求めたり、彼の不安を引きつけようとしたり、常に無意識的思索の流れに落下しそうな崖っぷちに彼を押し留めようとしたりするように見える世界に圧迫されています。

　ブランショは、ありふれた日常における自己の無意識の機能に関する問題を残しました ―― たぶん、彼はこの問題を保留したかったのでしょう ―― が、なぜなら無意識的思考は果てしなく続く現在における些細な出来事の絶え間のない仲間だからです。統合失調症児は意識的思考と無意識的思考のあいだの障壁がありません。それゆえ、無意識から起こる思考の観念的流れから、自分の身を守る方法を探そうと奮闘しているのです。

　成人の統合失調症者は、望まない思考や感情に対する数多くの防衛手段を発見することで恩恵を受けてきました。言語の性愛化は、単に原光景をコントロールするのではなく、無意識的思考の一次過程と、一次過程と意識との関係をコントロールする試みでもあるのです。

　しかしながら、成人の統合失調症者にとって最も重大な悲劇となるのは、ありふれた日常における無‐自己‐意識的（un-self-conscious）関与の喪失です。彼はもはや、ありふれた日常にひたすら没頭し、「私たちのうちに、私たちの周りにある心地よい人間のざわめきに他ならない、語ることのない言葉」を自由に聞くことはできないのです。こうした無意識的な思考過程は、私たちの世界の物質を通して、私たち自身のイディオム的なパターンを紡ぎあげてきたのですが、統合失調症者においては、今や意識への道をこじあけるのです。それは明確な視覚的イメージとして、強烈な身体的特徴として、非難する声として、あるいは世界の臭いとしてですが、刻々と変化するのです。

　この、妄想、幻、幻覚といった個々の裂け目の質がどのようなものであったとしても、そのようなパターンは、意識領域に侵入してくる無意識的思索

によって自己が突然あふれかえることに対して、それを組織化し、意味を理解しようとする試みなのです。私たちは、夢を除けば、無意識的知覚を直接的に経験することができませんが、夢ですらも無意識**からの**（無意識**の**ではなく）高度に組織化されたサンプルにすぎません。統合失調症者の知覚世界で時として見かける場合を除けば、意識は意識の世界について、無意識的精神作用を通して見ることはありません。

　もし統合失調症的破綻が急性であったら、その人はこの裂け目と同盟を組もうと試みて、何らかの私的な詩を創作するかもしれません。このようにして彼は、（他人には無意味に見えるかもしれない）詩的表現を通して、あるいは情熱的な「芸術的」活動を通して、こうした急性発症をコンテインしようと試みるでしょうし、その際に彼は、まるで無意識的思考が生み出したものを具象化するかのように、無関係な対象同士を素早く融合させるかもしれないのです。

　統合失調症の詩は、しばしば言葉の音響上の特徴を利用していて、言語を具体化するような興味深く強い律動性を持ちます。このテーマにはまた後で戻りますが、その際にはある特別な戦略について議論するつもりです。つまり、その身体へ、身体知へ、そして母親のオーダーから想起される命を頼りにすることによって、こころを免れる戦略です。

　印象深いことに、多くの統合失調症者は自身の心的過程をコントロールできます。仮に彼らが幻覚状態にあったとしても、こころを隠していても、身体知へと後戻りしていたとしても、中には、時には意識がはっきりして社会性を持ち、ありふれた日常へと戻っていけるように見える人もいるかもしれません。実にその瞬間、人は彼を統合失調症ではなかったと言うに違いないでしょう。しかし、他の多くの統合失調症者はこの破綻を食い止めることができませんし、究極にこころをなくすことを求めて投影過程を通してこころを外部委託するという手段にでるのです。

　多くの統合失調症者は、この奇妙なこころの状態に関する自分たちの経験について説明を書き残しています。ほんの少しでも似通った説明はふたつとなく、そのことが示唆するのは、人間のイディオムは、私たちが経験するい

わゆるパーソナリティ障害のあらゆるフォームを通じて、いつものように、その特徴的なパターンを紡ぐ、ということです。

原注：

1. Roman Jacobson, Verbal Art, *Verbal sign, Verbal Time* (Oxford: Basil Blackwell, 1989), pp. 133, 135. （浅川順子訳『言語芸術・言語記号・言語の時間』法政大学出版局、1995 年　230 頁、232 頁）

2. Ibid., p. 137. （同訳書 237 頁）

3. Ibid., pp. 30, 29.

4. Maurice Blanchot, *The Infinite Conversation* (Minneapolis: University of Minnesota Press, 1993; originally published 1969), p. 242. （西山雄二訳「日常の言葉」湯浅他訳『終わりなき対話 II　限界 – 経験』筑摩書房、2017 年　309 頁）

5. Ibid., p. 242. （同訳書 309-310 頁）

6. Ibid., pp. 245, 243. （同訳書 315 頁、311 頁）

13
こころを隠すこと

　マサチューセッツ州ストックブリッジの18世紀の村はオースティン・リッグス・センターがある優雅な建物にお似合いの場所であり、センターは居住型治療施設で、この種の施設としては全米で最後に作られたものです。センターはメイン通りにあるレンガ造りや下見板を張った家々とぴったりと調和していて、その街を特徴づける宮殿のような屋敷のひとつだということ以外、知っている人はほとんどいませんでした。通りの向かいには『レッドライオン・イン』があって、その素敵な年代物の木造枠組みの建物は1773年まで遡り、その当時のボストンからオールバニーに至る駅馬車のルート上にありました。19世紀半ばにレッドライオン・インは高級ホテルになり、フーサトニック鉄道が敷設されて以降は、ストックブリッジはかつての静かな農村から週末や夏休みに富裕層が訪れる保養地へと変わりました。

　センターは1919年、オースティン・フォックス・リッグスによって創設され、「ストックブリッジ神経疾患およびそれに付帯する慈善事業研究所」として認可されました。翌年、センターは創立者の名前にちなんで名称が変更されました。今日に至るまで、センターの心的態度（ethos）は、いろいろな意味で19世紀の精神医学の方法や治療理論に戻っています。それは、精神障害者は何がしか人格を失うことに苦しみ、道徳的再教育や勤勉、リハビリテーションなどを通して立ち直らせることが必要だという考えです。

　私がロンドンにいた1970年代の半ば頃、私はPCCとタヴィストッククリニックで働き、その後のほぼ10年間、孤独な個人開業をして働いていました。その次がこのオースティン・リッグス・センターで、私は1980年代の半ば頃

働いていました。そして、臨床家チームの一員である機会を楽しんでいました。加えて当時の私はローマ大学児童神経精神医学研究所の教員でしたので、隔月に一度、毎回1週間はその研究所に行っていました。このことは私を児童心理学の世界へと引き戻してくれるまたとない機会となり、そして「ヴィア・サベッリ（サベッリ通り）」（その名前でローマ市民には知られています）は、私が知る限り最高の児童精神科病院でした。そこで20年以上にわたって私は才気あふれる臨床家たちの提出するたくさんのケースをスーパーヴァイズしました。そして、この病院での生活は素晴らしい家族の一員であることに似ていました。私の他にはフランセス・タスティンとポーラ・ハイマンが定期的にこの病院に来ていました。

「ヴィア・サベッリ」では、精神病の子どもが引き起こす諸問題について、精神分析家や児童分析家たちとともに仕事をしていました。その一方、リッグスでは、統合失調症について夢にも思わなかったほどたくさんのことを学びました。

統合失調症者は特殊な宇宙を創り出しますので、精神分析家がカウンセリングルーム内で彼らと作業するだけで、その風変わりな世界に入り込むことは絶対にできません。彼らがいかにして毎日の生活を創り上げているかを知ることが不可欠なのです。たとえば、彼らが対象をどこに置くか、部屋のどの部分を彼らが避けようとするのか、そしてそれはなぜなのか知ろうとすること、また多彩な身体の動き —— 動くペースの変化や身体の角度の変化 —— や、どの場所にどのように彼らが座るか、を目の当たりにすることです。

すでに見てきたように、自分の世界の中で大惨事（catastrophe）に苦しんでいる患者は、生き残るために巧妙な戦略をあみださなければなりません。私はこのような状況の持つ計りしれない苦痛を一瞬たりとも否定していませんし、ましてやロマンチックに考えているわけでもありませんが、統合失調症という病気は、その独自のやり方において、一種の芸術の形態（art form）になりえるのです。つまりそれは、膨大で複雑なパフォーマンスアートであり、そこでは患者が世界中を動き回りますが、しばしば、それは思考を言葉にして話すよりも、むしろ思考を行動化することなのです。

臨床家たちは時々、自己や他者の諸部分を「除去している」患者たちのことを話します。それに、ナルシシストやサイコパスといった人たちは、実際にそういうことをします。一方、統合失調症者は、自己をどこかへ隠すために主体としての自分自身を消すのです。

　たとえば、自己の攻撃的部分を掃除機の中に置くかもしれませんが、掃除機の動き（吸い上げることによってむさぼり食べる）であったり、部分的には掃除機がたてる怒りに似た騒音であったりという理由から、それはふさわしいのです。とすると、ある患者が病院内の掃除用具入れの前で立ち止まり、ドアを開け、掃除機をひと目見ると笑うという姿に出会うかもしれません。この行動は単に「こんにちは、攻撃君、会えて嬉しいよ。どこにいるか、ぼくにはわかるから、きみに会いたいときはいつでも見つけられるんだ。彼らが知ってさえ……」といった意味かもしれません。

　同じように彼の暴力的な部分は台所にある肉切り包丁に置かれるかもしれませんが、台所は彼がいつでも包丁を見に行ってそれがなくなっていないか確かめることができます。しかし、もし肉切り包丁が見当たらなければ、すぐに彼はひどく動揺したに違いありません。なぜなら、もはや彼は自身の一部分がどこにあるか確かめられないからです。彼にとっては未知のどこか別の場所に保管されているのでしょうか。彼が誰かを殺害したかもしれないので、その場合には被害者の親族が彼を追跡して逮捕しようとしているに違いありません。自分の部屋に逃げてしまったら、安心できるまで彼は部屋から出てきませんし、そのためには、彼の暗号化された表象の世界に慣れているセラピストが、たとえ肉切り包丁がなくなったとしても、彼の過ちではないこと、本当は何も起こっていないこと、彼は罰せられないことを伝えて安心させなければならないのです。

　私たちは、パーソナリティ全体を安全に保つために個人の属性がいかに人や物に置かれ、保管されることが可能なのかを見てきました。もっと極端な場合には感覚そのものが危険すぎて所有できないので身の安全のために投影されます。見ること、聞くこと、触ること、嗅ぐことは、それらを具現化する対象に埋め込まれます。

リッグスの患者が居住する建物は「ジ・イン (the Inn)」として知られていましたが、夏のある日、その場所で私は、統合失調症的**散歩** (schizophrenic *meandering*) について学びました。ベンは背がひょろっと高い若い男性で、ほとんど人前に姿を現しませんでした。ベンは広いリビングルームを歩き回って明らかに様々なものをチェックしていました。たとえば、棚の上の1冊の本、花が生けられた花瓶、ごみ箱。彼はこれらの対象と、まるでその物としてのあり方 (thingness) を単に精査しているだけかのように、会っていました。

　そのときには、私はこのことについてあまり考えが及ばなかったのですが、しかし数日後にベンが全く同じ行動を繰り返し、ラウンジを離れて長い廊下を歩いていくのを見ました。私は少し距離をとってベンを追いかけました。ベンは小さい部屋に数秒間入ると、次に左折し、何人かの患者の病室へと続く別の廊下を下って行きました。部屋の中を見ると、そこにはベンが電源を入れたテーブルランプが見えました。それから、彼が「ジ・イン」からゆっくりと歩き出て、木立のある方向へと歩いているのを見かけました。ある特定の木のところでベンは立ち止まり、その木を数回コンコンと叩き、その周りを歩き、それからその自分のやり方を続けました。

　数日後、ベンはこの一連の行動を繰り返しましたが、今回はちょっと違っていました。今度はテーブルランプの電源を切り、そして例の木の所に来ると、いつもとは反対回りで木の周りを歩きました。今となっては明らかなのですが、彼の行動の理由はもちろん私にはわからないものの、彼の行動は目標がはっきりしていて論理的なものでした。彼は統合失調症者が時折行動を通して考えることもある、ということを私に示してくれたのです。事物のことを熟考する代わりに、事物を**実行する**のです。

　このような儀式は上手に隠ぺいされているに違いありません —— 自分の感覚を宿しているこれらの対象を見つけて欲しくないのです。加えて、象徴的対象は比較的安全な場所 —— なるべくなら、遠く離れていてめったに人がいないところ —— にあるに違いありません。たとえば、ある人の聴力を保管するための場所を選択する際に、ナースステーションにあるめったに使わない聴診器に投影する方が、たとえば誰もがいじくりまわすかもしれないラジオ

に投影するよりも、ずっと安全だと考えられるでしょう。

　統合失調症者の中には、聞くことや耳を傾けることといった問題にいかに関わるかということについて、ある種の天才がいます。スヴェンという中西部の農家出身で27歳の男性がいました。彼は、セッション中、私の話を全く聞いていないような人でした。実際にめったに応答しませんでした。私は彼が全身から勤勉さを発散しているように見えたので、いよいよ彼に興味をもちました。スヴェンは6フィート[41]以上と背が高く、細身でメタルフレームのメガネをかけ、先祖の名残——彼はスウェーデン系でした——を身につけていて、いつも大人しかったのは文化的要因もあったようです。

　実際、彼は「ジ・イン」のはずれにある特別な電話のところに行くまで、言われたことに耳を傾けるのを先延ばしにしようとしました。ある看護スタッフの報告によると、彼は受話器を取り上げて発信音に耳を澄ませると、セッション中に私に言われたことを「想い出す」のでした。言い換えると、彼は十分に安全な距離があるときだけ、私の言葉を聴くことができたのです。

　このことは、認知的なことと精神的なこととの興味深い違いを浮かび上がらせます。スヴェンは認知的には私の話を聞いたり、話に耳を傾けたりする能力があるのですが、精神的には、電話という媒介物を通して私が言ったことを取り入れることができるまで、あの認知的能力を先延ばしにしようとしたのです。おそらく、彼の頭の中にある声に優先権を与えるために、現実の人が彼に言ったことを彼は精神的に無効にしたのでしょうし、そのために、もし彼が私から話を聞こうとするつもりであれば、私自身は単なる音声へと格下げされなければなりませんでした。

　統合失調症の究極の形態においては、自己はその精神的能力それ自体を隠さなくてはならないのです。記憶する能力は、たとえば、テープレコーダーにそれが投影されることによって隠されるかもしれません。すると、その人は想起する能力に関するあらゆる意識的感覚を持たないまま取り残されるでしょう。つまりテープレコーダーは、記憶するという行為を遂行できる唯一

41　約183センチメートル。

の対象になるかもしれないのです。そのため、テープレコーダーの安全性と信頼できる機能は、極めて重要になります。

　しかし、セラピストや看護師あるいは患者仲間が、つい最近あった出来事について会話の中で言及したら、その瞬間どうなるのでしょうか。このとき、まさに特別な動きによるパフォーマンスを見ることができるでしょう。たとえば患者が右手の人差し指で膝小僧を押したとしましょう。この行動で彼はテープレコーダーのスイッチを入れようとしているのです。その機械は実際には目の前にはないかもしれませんが、その物体的存在の知識が、彼が**象徴の借用**（*symbol borrowing*）に従事する上で十分な保証を与えるのです。つまり投影された能力の象徴等価物は、比喩的形式の中に取り入れられます。もうひとつの可能性は、このものまねは実際に演じられることはなく、その人は動かずにいて、こころの中でテープレコーダーのことを思うのでしょう。このことは患者を安心させるのかもしれませんが、もし誰かが偶然テープレコーダーのことを話題にしたら突然暴露された感じがしてすごく不安になることでしょう。

　ルイーザはセッション中に鼻を鳴らす癖がありました。それは、自然に起こる笑いの一種ではなく、もっと故意の行為でした。まるで、彼女は世界を吸い込もうとしているように乱暴に鼻を鳴らしました。これは、怒りに満ちた取り入れ同一化のやり方のように感じたことを記憶しています。たとえば、彼女は何かを取り込む必要があるのだけれど、そうすることはとてもイライラすることであるようでした。彼女が鼻を鳴らすのはうってつけで、というのもルイーズは彼女の地元（オレゴン）で最初の総合格闘技の「格闘家」のひとりだったからであり、彼女の外見は、背が低くがっしりとした体型で、洗練された小さなアゴヒゲがあり、何となく恐怖を感じるような見た目だったからです。

　時が経つと、ルイーザが掃除機に特別な関心を抱いていることが露わになりました。彼女は、十分な力が出ないように思えたので「ジ・イン」にある掃除機はあまり好みませんでした。にもかかわらず、ルイーザはしょっちゅう物置の中の掃除機を見に行きました。ある日、彼女は私に、危険な毒素が入

った空気を浄化してくれるから掃除機は大切なのだ、と教えてくれました。私はルイーザがセッション中に鼻を鳴らしているのに気づいていると言い、そしてルイーザが環境を浄化して世界を彼女にとってより安全な場にするために面接室の物質を吸い込んでいるのではないかと伝えました。すると彼女は「そうよ、わかってるじゃない」と言うかのように、私を見てニヤリとしたのです。

　このことについて私たちが解明したからといって、その鼻鳴らしや掃除機への関心が減ることはありませんでしたが、掃除機を確認したい欲求は劇的に減りました。彼女は私に向かって、対象世界の中にあるあらゆる種類の嫌いなものについて話し始めました。たとえば、観念、人、すべての土地などです。子どもの頃、母親が家で掃除機をかけているのを見たために、ルイーザは掃除する行為を、怒りや不要なものの除去と結びつけて考えるようになったのです。この意味を私たちがひとたび理解できるようになると、彼女の対象の使い方の意味が完全にわかるようになりました。

　しかし、これについての私の理解は新たな種類の問題を引き起こしました。私がルイーザの鼻鳴らしの意味を理解できるようになったと知って、彼女は、私たちふたりはセックスをしたのかと尋ねてきました。どういう意味か聞き返しました。彼女は、ふたりがセックスしたに違いないと考えたのは、私が彼女の真相（深層でもある）に深入りしたからであり、それで、場合によってはふたりはこれを報告すべきかもしれない、と言いました。私はルイーザが言っていることは大切なことだと伝えました。その上で、私が意味に気づいたことにルイーザが興奮して、その興奮がセックスをしたのではという疑問につながったのだろう、私はそう思うと伝えました。ルイーザは興奮したことに同意しました。そして驚くほど率直な言い方で、なぜ彼女が人を避けるのか話してくれました。彼女にとって人から理解されることは、それが興奮であるがゆえに、こころをかき乱すことだとわかったのです。

　心理学の教科書には「具象的思考」に関してたくさんのことが書かれています。この熟語が意味することを理解するのは至極簡単なことです。あるセラピストが患者に「ふぐは食いたし、命は惜しし」と言うと、患者が「ふぐ、

何ふぐですか？ ふぐは食べたくありません」と応えます。言語の隠喩的な性質を理解することに失敗している例としてこれを挙げましたが、典型的な象徴の精神病性の具象化です。

　しかし、これの一般化にともなう問題とは、統合失調症者はそれを具象的なやり方でしているかもしれないにしても、彼らは象徴化**している**ということです。実際には象徴のオーダーの恣意的な性質に圧倒されている世界に彼らは住んでいると言ってもよいでしょう。たとえば「テープレコーダー」のような、物の名前そのものが、その対象物と等価なのです。これらの単語を話すことは、事実上、患者の現実のテープレコーダーを勝手にいじることです。つまり単語と物は等価です。この象徴化の形式は、ハンナ・シーガルが「象徴等価」と呼んだものです。（原注1）単語は物を意味し、物はパーソナリティのある機能を意味しますので、それ故単語がパーソナリティの機能を意味するのです。したがって、その対象の名前を使うことは、物理的にそれを扱うこととほとんど同じことになります。統合失調症者が、「テープレコーダーはない！（No tape recorder!）」と叫ぶことは、「テープレコーダーのことは話すな！」という意味とほぼ同じです。もしくは彼は何も言わずにただ両手で耳を塞ぎ、前後にゆっくり揺れるかもしれません。このことは、対象排除 —— たとえば聞いていないという行為を象徴化することによって達成される反転など —— の形式における身体的なものの言語を含んでいます。前後に体を揺することによって、彼の身体とこころは、肛門から排泄されることの象徴的行為として融合されます。つまり「テープレコーダー」という単語の音は排泄されるのです。

　統合失調症的可逆性（*schizophrenic reversibility*）は、統合失調症的象徴化と双方向的関係にあります。テープレコーダーは記憶です。自己は記憶をそこに置きます。ところが、テープレコーダーに偶然に出くわすということは、自己が今になって急に記憶の存在を突き付けられた、ということを意味します。この可逆性を何倍にも増幅させてみると —— そこには対象世界の諸側面、自己の諸部分、諸感覚、こころの諸機能などの投影が含まれます —— 、いかにたやすく統合失調症者が侵襲されたと感じるのかを正しく認識することができ

13　こころを隠すこと

ます。

　もしこの侵襲性に耐えられなかったらどうなるのでしょう。

　記憶の機能がテープレコーダーにどのようにして据え置かれたかを理解することは難しくありません。それは過去の会話を記録する対象です。しかし、あまりにも的確であるがゆえにおそらくあまりにわかりやすいでしょうから、人は連想のより複雑なつながりを経て、一見すると繋がりがわかりにくい対象を選ぶ必要があるのかもしれません。そのために記憶は何か明確な関係がないもの、たとえばミズーリ川といったものに投影されるでしょう。どうやってミズーリ川が記憶を具体化できるのでしょうか。それはミズーリ川が「時間の川（the river of time）」という概念を表すことや、アメリカの過去の歴史において有名な場所でもあるから、などと言うこともできるでしょう。それでもミズーリ川は東海岸にある病院からは十分に遠く離れているので誰かが勝手にいじることを心配しなくて済みますし、会話中に話題に上る可能性が低いのです。さらに、その秘密を簡単に守ることができます。セラピストがこの投影を発見するには、相当の努力が必要です。

　それでは、投影過程について、いくつかの局面を考えてみましょう。

　テープレコーダーは物理的対象であり、空間的にも機能的にも、記憶という考えに近いのです。一方、ミズーリ川も物理的対象ですが、空間的にも象徴機能的にも、距離が遠いのです。テープレコーダーは**近い投影**で、一方の川は**遠い投影**です。

　ビオンが「奇怪な対象」について言及していますが、私たちが、事実上、発見することができない投影の形式について考える際に、私はこのビオンの概念を借りたいと思います。記憶がランダムな数字の並びのような抽象概念に投影されたと想像して下さい。たとえば"0365"です。この数字は、その人が日に何回も繰り返し唱えることで、呪文によるある種の魔術的存在にさせられます。この数字を連呼することは静かに内的に行なわれ、数字の並びが決して実際に声に出されることがないことすらあるでしょう。この「対象」はほぼ発見不可能です。統合失調症者は記憶を誰にも見つからない場所に隠してしまったのです。

統合失調症の重症度を査定する際に、投影のタイプによって区別することができます。近いもの（テープレコーダー）もあれば、遠いもの（ミズーリ川）もあれば、奇怪な物（数字の並び）もあるのです。近い投影は、比較的発見しやすいものです。統合失調症者にとって、最初にこの種の対象に自己を投影することは最も一般的なことです。統合失調症のオーダーにより長くとどまっている人ほど、より遠い投影を使う傾向にあります。奇怪で抽象的なフォームは、最も手が届きにくい統合失調症者たちに最も典型的で、彼らは「緊張型」とか「植物状態（vegetative）」と呼ばれています。

私たちはまた、何が投影されるのか、どのように体系的に投影されるか、いかに完全に投影されるか、によって統合失調症の重症度を区別することができます。もし統合失調症者がこころの性愛状態を、その性的力動を見つけられるような範囲の対象に投影するのならば、この患者は到達可能な人であり、発見されることを望んでいるのは明らかです。ですので、もし彼がブリトニー・スピアーズ[42]のことを話し、その後に、ウサギが芝生で追いかけっこをしている話をしてからカンガルーのことを話したら、その自由連想の由来を簡単に辿ることができます。彼は性的対象（性行為）と、誕生と、育児を連想したのです。

心的内容は、心的過程の投影よりもずっと簡単に見分けることができます。上記の例にあるように、心的内容は通常、思考されているのが何であるかについて無意識的に明らかにするあるパターンを形成している一連の関連がある考えとして現れます。しかし、心的過程が投影されるとき、その内容はそれに付随し、そのこころの作用はしばしば巧みに見つからないように隠れます。

たとえば、統合失調症者の性的感情に何が生じるか考えてみましょう。ここでは、メタ性愛と本来の性愛を区別しなくてはなりません。前者は、経験的に性的なものではありませんし（それは苛々させ、不安を引き起こすものです）、後者は統合失調症者自身の個人的な性生活の表出なのです。問題は、それが

42　セクシーさをアピールした外見やダンスを売りにする人気歌手。

あると何が起こるのか、ということです。

　性的内容を考えるよりも、むしろ性的に考える心的過程に何が起こるのか
を検討してみましょう。正常な場合、これは同じ部屋にいる性的な存在（お
そらく医療スタッフや他の患者でしょう）について、知覚したり考えたりすること
になるでしょうし、自慰空想や、自己が他人に魅了された瞬間の記憶なども
含むでしょう。ところが、統合失調症者は性的な話題を口にしそうにありま
せん。たしかに患者は性的に無関心でいるように見えるかもしれません。

　心的過程の中の自己をからっぽにすることはとても過激な方法です。次に
示す例では、自己の世界から性愛を完全に順序立てて除去しています。性愛
を処理するこころの部分は物理的対象の中に置かれますが、その対象は過程
と内容の両方を意味します。

　トムはこころの性的部分を料理の中に位置づけました。1回の食事が、ひ
とつの性的対象になります。つまり、調理は前戯や自慰を意味しています。
オーブンに皿を入れることは性交を、調理する過程は妊娠を、料理の到着は
誕生を意味していました。調理をすることは、変形のひとつの過程です。で
すので、過程としての性愛（sexuality-the-process）は過程としての料理（cooking-the-
process）へと置き換えられたのです。

　トムは、他人の前で性的に興奮した場合には、これを台所にあるものに属
するものとする（あるいは転移させる）かもしれませんし、それはつまり彼の性
的興奮を対象の中へと置くことなのです。たとえば、「あなたはぼくの口の中
にパンを入れようとしたよね？」というように。台所にあるものをごちゃま
ぜにすることによって、彼は独特な組み合わせを作りだすということがここ
でわかります。（ふつうは「オーブンの中のパン（a bun in the oven[43]）」と表現するところ
を「口の中のパン（a bun in my mouth）」と言い換えています。）もしくは、「バーナーは
ぼくのマッチの中だ（a burner is in my match）」といったように、台所で見かけた対
象のことを引き合いに出すかもしれません。自己の性的興奮を特別なコンテ
イナーとなる言語の中に住まわせることによって、彼は対象を望み通りのや

43　この成句は「お腹の中の子」の意味もある。

り方で自由に結合させることができるのです。

　トムはこの移転を保証するために台所に出入りする必要はありませんでした。実際、彼は台所で過ごすことを避けていたようですし、台所にあるもののリストをほのめかすこともめったにありませんでした。「去る者は日々に疎し」が統合失調症者の戦略です。その対象は、一目瞭然で彼に結び付けられることがないほどに十分に離れた人間的世界と非 − 人間的世界のあいだのどこかに位置づけられる必要があります。

　台所にいるときや、おそらく食事をしているときでさえ、彼はとても不安になるのでしょう。なぜなら料理する過程は性交する過程と等価であるため、彼が食事のときに何をしているのかということは非常に複雑になります。料理されたものは、性交という形態 (form) の結果です。彼はこのことにどう対処していたのでしょうか。

　最も一般的な防衛は、私が**統合失調症的フェティッシュ**(*schizophrenic fetish*) と呼んでいるものです。これは、何かに参加するときや他者との交流のときに本質的なものと統合失調症者がみなすあらゆる対象、もしくは行為です。たとえば、トムは食事に唾をはきかけることで、食事のもつ性愛を追い払うかもしれません。ポテトだけ食べることが安全なのかもしれません。あるいは、彼は顔を食事にぐっと近づけて、ひとりで鼻歌を歌うかもしれません。これらの行為は出来事を変形します。このような方法で食べ物に対して何かをすることで、彼は再び食べ物を神にささげるのです。こうして、食事はちょっとのあいだだけ、再評価されるのです。

　メタ性愛は、たとえそれが苛々させ、不安にさせるとしても、統合失調症者の現実的で身体的な性生活との接触をしないよう協力することを要請されるでしょう。性交のあらゆる形式をコントロールするという**考え**は、彼が（たとえ、本当はそうでなくても）性的であることを、そして彼自身の特有の性愛は、メタ性愛の組織の内部に従属させられることを、彼に納得させます。

　これまで見てきたように、統合失調症者は、心的過程を隠す名人です。スヴェンは、重症の患者で、これまでに彼の儀式の過程を論じてきましたが、彼が見たこと（実際に見たり、夢で見たり、幻覚として見たりしたこと）によって、

13　こころを隠すこと

危険な状態にあるとおびえていましたので、こっそりと出かけて、この知覚器官を部屋にあるめったに使わない電気スタンドに投影しました。何か見たものによって苦しむとき、彼は部屋の中に入り、電気スタンドのスイッチを入れ、そして部屋を出たのです。電気スタンドが意味していたのは、見るという過程をコンテインし、そして実行することなのです。もし彼にとっては耐えられない考えを持ったとき（彼は何かを心理的に「見た」のですが）、彼を守れない電気スタンドのせいにするでしょう。彼は電気スタンドのスイッチを切り、プラグを抜いてしまうかもしれません。それをバラバラに壊してしまうかもしれません。

　わずかな時間に、このようなたくさんの心的過程がそれを実演する対象に宿らされるのかもしれません。このことは、特定の意味を持つ内容 —— 母、同胞、父 —— を宿すよりもずっと力動的な状況です。これらの人物も、統合失調症者が、自分がその中にいることがわかる施設のあちこちにある諸対象に割り当てられるかもしれません。スヴェンは初めて来院したとき、すぐに彼のこころの部分と心的内容を対象に預けました。彼がもし独り暮らしをしていたり、両親と暮らしていたら、彼は投影された対象に対してより強い支配権を維持するでしょうし、極めて唯我論的世界で暮らすことができるかもしれません。統合失調症者が病院へ行こうとしない理由のひとつは、彼らがよく知っている投影的世界、つまり彼らの歴史およびこころの諸部分をコンテインしている世界を喪失してしまうからなのです。

　しかし、これほどまでに支配したとしても、それらは彼の安全を守ってはくれません。投影同一化は、ある程度までしか機能しないのは事実です。そして投影されたこころは、失われたこころなのです。つまり残されたものでは、人生の浮き沈みを扱いきることはできないでしょう。

　ある対象が、特定の心的過程や心的内容をコンテインすることがうまくいかなくなるとき、この失敗は、その人にとって**対象恒常性**の失敗として感じられます。このことは、**統合失調的空虚感**（*schizophrenic emptiness*）—— それは自己を対象世界に投影することからくる主観的状態です —— によって悪化するのです。この目的（自己からこころを取り除くこと）は、ある程度成功しますが、

その人に空虚な感情を残します。統合失調症者の中には、羽のように軽く感じるので外出したら風に吹き飛ばされてしまうかもしれない、と言う人もいます。またある人は、まるで無重力のように地面から数インチ上を滑るように歩く、と言いますし、またある人は、同室の他の患者が自分の存在に全く気付かないように部屋の中にいることができる、と言います。

　心的内容や、自己の思考を考えることができるとの信頼をもはや失ったこころに悩まされると、諸々の対象の中への投影は、**心的不居住**（*psychic disinhabitation*）の永続するプロセスになります。ラジオやテレビといった機器類はこれを支援するために使われます。実際のところ、両親と同居している患者は、ほとんどの時間をテレビを観ることに費やすことがよくあります。毎日同じチャンネルの同じ番組を観ることで、彼らは、心的過程でもあり心的内容のコンテイナーでもあるテレビ的なこころ（a TV mind）に没頭することができるのです。テレビのスイッチをつけることは、代わりのものがこころを持つことになりますし、その人自身の心的内容にとっての代替物をみつけることなのです。

　このときの彼らの様子はとてもありきたりなのですが、統合失調症者が精神病ではない人と同じ方法でテレビを観ていると決めてかかるのは正しくありません。彼らは登場人物や脚本の筋や出来事を観て「理解している」のではありません。適切な番組──つまりそれは慣れ親しんだ登場人物やよく知った脚本の雰囲気を持っているということですが──を予約することで、彼らは自分の自己を収容するレギュラーの登場人物や脚本の筋を使うことができるのです。テレビは、自己にいまだ存在する残りの心的内容を吸い込んでくれるある種の心理的掃除機になるのです。

　ですから、彼らがニュースやドキュメンタリーよりもシリーズもののホームコメディやアニメを好むことや、他の患者がチャンネルを変えるとパニックになったり暴れたりすることは、驚くことではありません。好きな番組の邪魔をされることは、並みの苛立ちではなく、むしろ生命を維持するある種の設備への威嚇であり、突如危険にさらされる感じなのです。

　心的不居住は、最も皮肉なやり方ではありますが、攻撃者への同一化の一

13　こころを隠すこと

形態です。論理が精神病的に歪んでいるために、**自分自身**を環境の中へと移して空っぽになった当の本人は、何かあるいは誰かが自分の中身を奪ったのだという信念を、だんだんと強くしていくのです。ある統合失調症者では、この信念は単に背景的思考として残っているだけかもしれませんが、そのような思考が妄想的な形態（forms）にある場合、かつては自分が持っていたものを他の人が盗ったとみなしてその相手に暴力をふるう、ということになりうるのです。

　死の欲動の概念は、対象世界へ向けていた情緒的投機を撤退させることが、世界に対する興味の反転を目的とした精神病的飛び地（psychotic enclave）をいかに形成するかについて考える上で有効です。想像のオーダーと象徴のオーダーからひきこもることによって、そして人間らしい要素を**物体**に転換することによって、統合失調症者はゴーストタウンを造り上げるのです。時折、彼は元気になります —— 笑顔を浮かべ、記憶がよみがえり、わずかな時間ですが他人と交流します —— が、やがて中景をじろじろ見るような**統合失調症的凝視**（*schizophrenic gaze*）に戻るでしょう。それは、表面上は何も見るものが無いような場所ですが、しかしまさに空間がないからこそ、陰性幻覚の場所になるのです。ジェームズ・グロトスタインのブラックホールの概念を使うならば、中景は対象が破壊される反物質の位置です。したがって、中景をじろじろ見ることは、現実の時間の中での経験が折あしく根絶される場所にいることになるのです。(原注2)

　統合失調症者はしばしば、自分の身体の一部や服についた小さな糸くずに夢中になっているように見えることがあります。まるで、急に没頭状態になってしまったようになるのです。私はこれを**統合失調症的仕事**（*schizophrenic business*）と名づけています。それは、人の出会いへの防衛であり、他人が現れたときに予想される会話の要求に対する防衛です。

　もし会話に参加するようになった場合、患者は会話もしくは行為に関して明らかな「立ち入り禁止区域」があると合意されている**統合失調症的契約**（*schizophrenic contract*）を結ぼうとすることがよくあるのです。この契約は複雑で多岐にわたります。彼が彼自身の一部を、島を意味する「アイランド（island）」

という概念に投影したと想像してみましょう。禁止は次に「アイランド」という単語に適用されるだけでなく、その単語を取り巻くあらゆる連想の一群へと適用されます──たとえば、「バリ（Bali）」、道路の中央分離帯（traffic island）、アイルランド（Ireland）、「私は上陸する（I land）」などです。これら関連する単語に言及することは本当の自己への侵襲に等しいでしょうし、急激な興奮へと繋がるかもしれません。

　彼が自身の攻撃的な部分をコンテインするために、クローゼットを選んだとしたら、コートをかける場所は殺された対象を埋葬するための区域となるかもしれません。そうすると、もし誰かが「コートをお預かりします」と言ったら、強烈な不安がわき上がるに違いありません。それはつまり、死者が現れて彼につきまとうことになるからです。

　あらゆる種類の物理的対象、イメージ、ジェスチャー、単語が、統合失調症者のこころが投影された諸部分を、あるいは特別な心的内容が投影された諸部分を、運ぶことがよくあります。彼は「立ち入り禁止区域」を、必ずしも言葉で示すのではなく、多様な方法で示すかもしれません。かつて私が何かを表現するためにある単語を使ったところ、患者が急激にパニックとなり耳を塞いだことがありました。何か不安を抱かせることをしてしまったのだと気づきました。私はうっかりと投影物となっていた単語を使ってしまい、このことが、攻撃のように感じられたのです。私は彼に、私が明らかに何かとてもショックなことを言ってしまったと伝えました。そして、私たちはその単語が何かを突き止めて、彼の前では二度とその単語を使わないことを約束しました。

　人はある種の精神病性の地雷原に気づくようになるのですが、そこでは言葉と事物の両方とも危険かもしれず、こうした危険な諸対象を避けるために、個々人の世界でのかじ取りの仕方を記した、一種の航海図を徐々に発展させるのです。もしある人が、そもそもこの防衛的構造に敬意を払わないのならば、その人が患者の信用を得ることは不可能でしょう。しかし、彼が特定の事物を恐ろしいものとして体験していることを分析家が理解していること、そして他の人も彼の意思をこれらの諸対象に押しつけないだろうことを実感

するとき、彼は徐々に安心感を得るのかもしれません。

　ここまで議論してきたメカニズムの多くは、統合失調症者を**精神病的共感**(*psychotic empathy*) から守るように設計されています。自分自身を対象に投影し、自分のこころを隠す能力のために、他の人たちとのかかわり合いとなると、彼は危険にさらされてしまいます。愛情を抱いている相手が、破綻するかあるいは怪我に苦しむかのいずれかでひどい目にあうなら、統合失調症者はその人に過度に同一化しているがために、破綻や怪我が実際に彼自身の持つ苦しみとなってしまうのです。そうした彼の投影を解釈しようといろいろ試みられると、彼は、その臨床家が彼自身から彼を追い出そうとしていると信じるようになり、このことが最大級の警戒を引き起こします。同時に、同一化して中に入り込んでいる状態にある相手を癒す力がないことや、同一化によってその相手**そのものになる**運命にあるという事実によって、彼は、外的要因によって運命づけられてきた彼自身の歴史を反映する不確定なベクトルに縛りつけられるのです。

原注：

1.　Hanna Segal, "Notes on Symbol Formation," *The International Journal of Psychoanalysis* 38 (1957): 391-397.（松木邦裕訳「象徴形成について」、所収『クライン派の臨床 ―― ハンナ・スィーガル論文集』岩崎学術出版社、1988年、59-83頁、または、『メラニー・クライントゥデイ②』岩崎学術出版社、1993年、12-33頁）

2.　James S. Grotstein, "Nothingness, Meaninglessness, Chaos, and the 'Black Hole' I: The Importance of Nothingness, Meaninglessness, and Chaos in Psychoanalysis," *Contemporary Psychoanalysis* 26 (1990): 257-290. （未邦訳）

14
考えをはぐらかすこと

　すでに論じてきたとおり、破綻の初期段階では統合失調症的自己が「私」を投影し始めますが、その投影する先が身のまわりの自然の諸要素であることがよくあります。その「私」はこうした諸対象を通して訴えかけてきますし、患者の自己はそうした声の命令に従います。私たちはこのことを、患者がその「私」と秘密裡に接触しつづけようとする方法として理解してきました。

　ところがしばらくすると、これはひどく疲れることがわかってきます。自己がどれほどその声の命令に従おうとしても、そうした命令はだんだんと非現実的な感じになり、声のトーンも、初めのいかにも親し気なものから、おそろしく威圧的なものへと移り変わってしまうかもしれません。さらに時間が経過すると、その声はもはや外的世界の対象とはつながりがなくなり、自己の内側に居座り始めるのです。（多くの人において、このことは最初から起こるでしょう。）その声は自己にとっては外国語のように聞こえるし、人間的側面を持ち続けるかもしれませんが、その一方で何年も経つうちに、その声が放つメッセージはだんだんと抽象的で実態のない聴覚的命令になってしまうのです。

　人の生来の目的は、絶滅からこころを保護することですので、統合失調症者はまず初めに幻聴と仲良くなるという作戦をとるかもしれません。「長いものには巻かれろ」というわけです。しかしこれに失敗すると、次は何が起こるのでしょう？

　「私」を声という代替物に投影すると ── それゆえ、声から自己の話し手としてのこころの中の中心性を取り除くと ── 、それは今度は神の声やその他の強力な抽象的権威として戻ってくるのかもしれません。これが起こりや

すいのは、自己がさらに悪化しつつあり、なおかつ絶滅の危険を感じている
ときです。つまり、自分の外側にある声の力は、自己権限（self-authorship[44]）の
程度に反比例しているのです。それゆえ、神の声に従うことは、自己に多大
な恐怖が向けられたときに導きを求める必要があるかどうかを測る指標なの
です。

　こころは投影の機制を用いて外部に委託されるので、幻聴で表現される一
時的な考えを自己が処理するためにできることは全くありません。このジレ
ンマに対処する一般的な方法は、考えが浮かんでこないような対策を講じる
ことです。こうした対策は、その目的が理性（考えること）を受け付けないこ
とであるために、当然、無意味なものでなくてはなりません。考えるという
ことは、ひどくおぞましいイメージ、アイデア、命令への扉を開くことなの
です。患者が「出かけていって」歩き回るのがこの段階で、服とか靴を脱い
で、何日間も野外で生活したりすることがよくあります。当初はこれは「自
然と調和して走ること（running with nature）」の一部かもれませんし、人々や社会
秩序に対する恐れを客観視する防衛かもしれませんが、結局のところ、それ
は全く無意味な行動をする手段になってしまうのです。

　友人や家族、治療者といった人たちは、この振舞いに当惑することになり
ます。ある人は、人前で排尿したり、街角に裸のまま立っていたり、橋の下
に隠れたり、干潟に入り込んで立ち往生したりするかもしれません。こうし
た行動は、無意味（senseless）であるとともに意味に満ちている（sense-full）ので
す。肉体（body）がこころに取って代わるように思えるのですが、その理由は
現実とのある種生身同士の出会いの中で、自己はむき出しの——つまり、さ
まざまな要素にさらされている——世界へと移るからなのです。思考の世界
では意味を失った（senseless）状態でいるけれども、肉体的経験の領域では意味
に満ち溢れた（sense-full）状態でいることによって、その人は、考えることの代
わりに肉体と行為を使って、自己に及ぼすこころの影響を反転させるのです。

　ある友人は、「彼がやってることは全く意味がないよ（doesn't make sense）」と言

44　自己のアイデンティティ、イデオロギーを自ら作り出している感覚のこと。

うかもしれませんが、まさにそのとおりなのです。自己が思考の始まりを感じ取ったその瞬間に衝動的行動が起こるようにすることによって、行動は考えることを台無しにするのです。(原注1)

　だんだんとこころがなくなってくる（mindless）と、その人は犠牲者であるというポジションを反転させます。今度は彼が無意味を作り出すことを担当しており、その結果、彼自身の運命および他者との関係に対するいくらかの支配を想定するようになります。彼は逃げ回りますし、まずは病院に戻されることをひどく恐れるようになるでしょう。なぜならそうなると、彼が作り上げた物理的な世界から彼自身を強制的に追い出して、思考の領域に押し戻すことになるからですし、そうした思考の領域では、彼はまたしてもたまたま生じた狂った考えすべての標的になってしまうからなのです。

　そこからさらにこころがなくなってくるにつれて、最終的に彼は、自分の行動の意味を理解しようとしてくれている家族や友人や治療者たちの努力を、首尾よく台無しにするかもしれません。そして、それが彼の目的なのです。皮肉なことに、この時点で、周囲の人たちは統合失調症者を理解しようとすることをあきらめ、行動に訴えます。たとえば、「もう耐えられない、彼を入院させるつもり」というように。

　その患者にかかわる人たちは、質問を投げかけることや意味を探すことを辞めてしまい、時間とともに、我が身を守るために彼について考えようとしなくなります。そうした周囲がとる行動に対して彼が抵抗を示すとき、この皮肉に周囲は気づかざるをえないでしょう。つまり、彼ら自身がだんだんと彼がするように行動してきているのです。患者は、他者の考える能力を無効化することに安らぎを見出しているのかもしれません。というのは、彼はもはや自分自身のこころを持っておらず、心的内容物を、本来は危険であるような他の誰かの感情に丸投げするからです。

　無意味さは破綻の後に共通するものではありますが、しかしこの人物との生活を振り返った際に、友人や家族たちは、過去に彼が変なことを、つまり意味のない（not make sense）ことをしたときのことを思い出すかもしれません。こうした記憶は、前駆的瞬間ですし、後々そのように認識されうるものです。

その前駆的瞬間に、その人物は気がかりな考えの始まりを感じとり、何か変なことをすることによってそれらを霧散させるのです。

たとえばヴィンスは、学校や公衆の面前で、自分の両手を素早く動かして奇妙で抽象的な形を作る、という戦略を立てていました。時々はその行為も面白さを生んだりはしていましたが、多くの場合、周りの人たちはそうした行為に困惑し、悩んでいました。彼は無意識のうちに、自分から他者へと思考過程を受け渡そうとしていたのです。周囲の人たちは彼が何を言おうとしているかの答えを見つけ出す努力をしなければなりませんでした。一方の彼は、その人たちの目に敗北を認めると、安心しました。彼は、衝動的行動をとるという方法を用いて、湧き上がってくる思考が自分のこころに入ってくることを積極的に阻止していたのです。

そのようにして阻止する手段をとる際に、必ずしも物理的な動きを伴う必要はありません。前に、私の患者ミーガンが、分析の最初の数か月間、カウチの上でほとんど何も言わずに横たわっていた様子を記述しました。彼女には私がいるところでひとりで放っておかれる必要性があるということは、容易にわかりました。私は彼女と触れ合っていると感じていましたが、私たちはどちらもひと言も話しませんでした。

ようやく彼女がはっきりと話し始めたとき、彼女が報告する内容はとても混乱させるものでしたが、それにもかかわらず正確なものでもありました。

ミーガンは、街中を全裸で走り回ることもないですし、公衆トイレの床に排泄することもありませんでした。そのかわりに、彼女は言葉を拒否しました。長いこと彼女は、意味があることに代わるものとしての具体化された存在だったのです。

自己を事物に接続すること、つまり、「私」よりもむしろ「それ」の中へと自己を物と化すことによって、あるいは、象徴のオーダーを断念することによって、統合失調者は、思考と言語という危険を招くものを回避しようとします。話すときでさえ、そうした患者はいわば許可のもとで話をします——患者が錯覚という皮肉な領域の内側からコミュニケートしてくるのはそのわずかな瞬間です。その自己は「私」として話しますが、構文としての塊

の方が優位となり、意味論的な感度を弱めてしまいます。何もなければ考え
は生まれません（no-thing thinks）。そしてもし、生き残りのために自己の抑制が
解かれ、逃げる中でその自己が思考につかまえられ、そして、その自己がこ
ころを打ち負かしてもなおいくらかの成長力を保っているのであれば、その
ときにはゲームをしなければなりません。だから、発話（speech）は利用され、
感覚の錯覚が生み出されるのです。

　オースティン・リッグス・センターでのこと、ある患者はセッションにや
ってきたときに、時々、自分が座る椅子の横にあるデスクにひとつの物を置
きました。それは、石や、マッシュルームや、本といったものです。彼はそ
れを、ある種の計算された無頓着さで置くのですが、もちろん置く物に注意
を払っていたのでした。それについて訊かれると、セラピストの機嫌をとる
かのように、「それは石です」とか「これはマッシュルームです」というよう
なことを言うでしょうが、一方では彼を理解しようとする試みをあざ笑って
いるのです。そのものそれ自体に意味はないのですが、これは彼が自分自身
のために意図した状態だったのです。他方私は、自分の患者がその行為、言
動、在り方によって何を意味していたのかを発見するという課題を与えられ
た人物なのでした。

　彼とともに考える努力そして彼について考える努力を無効化することは、物
対物（thing-to-thing）に出会う彼のニードにとっては非常に重要なことでした。
治療者は、私が何も理解できないレベルや、私たちが共有しているすべてが無
自覚な一体感であるレベルまで、弱められなければなりませんでした。私た
ちは、言葉を話す生き物から、非言語的な交流のみしかできない自己へと、
退化させられることになったのです。関係することについてのこうした諸要
素は、ウィニコット、カーン、ジョン・クラバー[45]、ニナ・コルタート[46]のよ
うな精神分析家たちにとって非常に興味深いものでした。彼らにとって、沈
黙というのは、自己を言葉で表せるようになる以前に存在していたコミュニ

45　John Klauber (1887-1981)　英国の精神分析家。
46　Nina Coltart (1927-1997)　英国独立学派の精神分析家。

ケーションの形態として、中核的な真実を有するものなのです。

　あらゆる統合失調症的行為を無意味であると解釈することが正しくないのは、ここまでの議論から明らかでしょう —— 時には、その患者がするように命令された内容に、基盤となるロジックを識別できることもあります。しかし、しばしば声は、目的のない旅へと患者を送り出すことになります。たとえ、そのような行動が神聖な目的に適うことになるという絶大なる保証があったとしてもですが。だからその声は、こころをよぎって自己を不安にさせるであろう思考と、差し迫った活動を促す一時的な聴覚現象より以上の意味のない陳述を声に出した考えとのあいだの、妥協形成なのです。声の言うことに従うことは、思考あるいは考えとしての声を打ち消し、それを行為へと変化させることなのです。

　その人物は、指示に従う人形になりきることで、恐ろしい幻覚や衝撃的な幻聴による命令を打ち負かすことを目指すのです。これは奇妙なパラドックスです。「私」というのは、無意識的思考の表れを意識の中の正しい場所に置いてくれるものでしょうが、患者にとってはその「私」から疎外されるまさにその瞬間に、思考、存在、行動が、けた外れの親密さの中へとひとかたまりになっていくと感じられるのです。こころや肉体、実在、そして現実が、これほどまで親密につながっているとはめったに感じられることはありません。

　ここまで論じてきたように、統合失調症者の中には児童期や思春期において、すでに自身の狂気を、一見するとよく見られるようなエキセントリックな行動の中へと何とか隠そうとする人もいるかもしれません。つまり、彼らはそのエキセントリックさがいくらかでも受け入れられるものであり、このパフォーマンスでその場を切り抜けられるだろうと知っているのです。彼らは、何かが起こっていると感じています。つまりそれはおそらく、その後にやってくるものの予兆なのでしょう。そして、周囲の人たちが破綻と名づけるもの、統合失調症者たちが転向（conversion）とか宗教的体験と述べるものがやってきます。そして彼らのかつての存在は別の領域へと追放されるのです。

　友人や家族らがだんだんと不安になってくる一方で、当の統合失調症者本人は、本当に切迫した問題に今まさに取り組もうとしているのです。世界は、

幻覚誘発性の介入に従って変化します。患者の自己は、声が何をすべきか命令し始めるので、歴史的主体性の多くが奪われてしまいます。自己の感覚は続きますが、その人は取り囲まれて攻撃されると感じますし、新しく挑戦的な状況の内側で生き残らなければならないのです。

　その始まりから、統合失調症者は、何が起こっているかを説明する際のある形式をたいていは発達させるでしょう。しばらくしてから、もしその自己がみずからの歴史性――そこは自己が物語る上での「ふつうの」場所であり、そこから現在の感覚や将来への展望が生み出されます――を回復していないのであれば、彼は並行世界を構築する方を選ぶでしょう。

　私はこのことを、むしろ独創的なものと見なしています。

　幻視と幻聴の世界にとらわれたり、未知の現実へと放り込まれたり、選択肢も少なく、自分は異なる世界へと姿を変えたことを認めざるを得ないとすれば、その患者はとにかく必死になってそれの意味を形づくろうとします。彼はこの世界の焦点となるものを、つまり英知と直観的判断の源泉となるような対象を、探し求めるかもしれません。そこらを歩き回って、ひょっとしたら彼は古い樫の木を発見して、そこに聖なる力を授けるのかもしれません。彼がそれを選んだのは、ありとあらゆる種類の派生的な意味を魔術的に生み出す、その堂々とした物理的存在のためかもしれません。そうした後、彼が電話器販売店の外で看板に「O」の文字を見るとき、「オーク」という音に酷似しているという理由で、これは樫の木 (oak tree) を明示しているのかもしれません。あるいは、彼の周囲で起こっている議論の中にその音を耳にするかもしれません。たとえば、「えー (Oh)、それはどうかなぁ」とか、「また後でね……ああ (Oh)、そうだ、今夜は用事があったんだ」というようにです。その木は広範囲に枝を張るのです。

　秘密の提携が以下の三者間で結ばれます。すなわち、自己の感覚的存在 (見たり、聞いたり、嗅いだり、感じたりする人として)、対象世界の物性 (樫の木)、そしてそうしたつながりから生まれる私的なシニフィエ、すなわち「O」という音、という3つです。そうした派生物は、まるで無意識が今や意識に浸透するかのように、そこら中に現れ始めます。自己は異なる世界、つまり平行現

実に住む知性というこの形態に付着するのですが、この平行現実は、単調さの中にあったこれまでの生活よりもさらに密に相互接続している、つまり、さらに意味が染み込んでいるように見えるものなのです。

　母親たち、父親たち、きょうだいたち、そして友人たちが、このかつての自己（former self）の喪失に耐えている一方で、その患者は、他の人たちには見えない新しい世界を発見したのだと思い込んでいるのかもしれません。木々や小川、風、羊、岩々——つまりこの世界にある事物——は語りますし、統合失調症者はその声を聞いたり、その声に導かれたりすることができるのです。あらゆる人間的経験と同様に、自身の統合失調症という病に対する反応の仕方は人それぞれです。自分に話しかけてくる対象から毒を盛られると感じる人もいれば、事物の新しい秩序へと追放されることをおそれる人もいるかもしれません。

　どの声に従い、どの声を拒否するか、こうしたことにいくらかの選択の余地があるように見えることが、この並行存在の興味深い性質なのです。オースティン・リッグス・センターで出会ったサムという患者は、彼のもうひとつの世界の一部に私も参加させてくれました。その世界の中では彼が自分自身をこころのない主体（mindless subject）とは考えていないことは明白でした。彼は、幻視や幻聴を楽しんでいましたが、それはまるである種の見識ある判断を働かせているかのようでした。明らかに彼はどこか別の場所に住んでおり、私の方が参加できていないと考えているのでした。

　彼は自分のジレンマをごまかそうとしていたのでしょうか。官僚主義の役人のように、圧政的な管理態勢を謝罪しようとしていたのでしょうか。そうとは思えませんでした。それはむしろ改宗体験に似ていて、そうした体験において彼は、自分が素晴らしい光景を体験したので、それを私にも知って欲しいと感じていたのです。

　サムは、こころのない改宗者（mindless convert）ではありませんでした。彼は時折、驚くほどの触れ合いを持ち、とても良識があって正常であるようでした——まるで老人のようでした。これらはさわやかな瞬間ではある反面、それ自体ひどくこころをかき乱すような瞬間でもありました。さらに、自分の

思考過程を停止させようという彼の試みは、彼の素晴らしい新世界に対する熱狂的抱擁を受け入れているようにはほとんど見えませんでした。もしそんなに素晴らしいなら、どうして付き従わないのでしょうか。

　たしかに、多くの人が何かしらの方法をとります。実際、統合失調症であることが物足りないかのように、自らの体験をあらゆる種類の幻覚剤を用いて装飾することができる人もいます。しかし、こうした試みは精神病的次元への過剰投与であり、自己を昏睡状態にしようとするものです。正気および外界世界とこっそりつながっていること、そして新たな幻覚誘発性の現実との見るからに親しい関係性、その両方を維持するためには、統合失調症者は微妙な境界線を綱渡りしなければならないのです。

　統合失調症者の中には、自分の状況を秘密にすることは避けられないと感じている人もおり、病院は（皮肉ではありますが）良い解決策であるように思えたりします。これは、病院にいることが身体的に安全であるという理由だけでなく、スタッフはたいてい忙しく働いているために患者に話しかける時間はないという理由もあります。つまり患者はひとりにしておいてもらえるのです。思考をかきまわそうとする者は誰もいませんし、また、こころの中に場所を占めるたくさんの声と内的に会話することを邪魔する人は誰もいないのです。精神科医との週に1度の診察は、現実と投薬が見直されるだけの単なる儀式的な機会にすぎません。上記とはまた違うタイプの患者は、管理の秩序を壊すかもしれませんが、もし退院して狂気へと戻っていくことを望むならば、自分たちは良い仕事をしたとスタッフが感じられるように彼らを励ますに違いありません。だから、巧みな統合失調症者は、正気を装う方法を覚えますし、しばしばこうしたドラマティックな演技は、他の患者たちやスタッフには面白いものなのです。

原注：
1.　これは、ビオンが記述したような、ベータ要素、あるいは未消化の思考というこころの産物に先立つものである。ここでは、思考が提示されることが妨げられている。

15
身体的な表現

　アーンストは、整然と自分の家族に背を向けていました。家族に話しかけることも、一緒に食事をとることもせず、本当に最小限の役割だけをこなしていたのです。アーンストは小柄で色白、明るい金髪の若者でしたが、部屋にいてもほとんど気づかれないままでした。まるでその部屋にある備え付け家具の一部であるかのように、非－人間的環境（non-human environment）に溶け込んでいたのです。実際、彼は後になって、参加したイベントについていくらか満足げに教えてくれたのですが、そこにいた人があとで彼に言ったのは、「あの場にいた？」でした。

　4人きょうだいの末っ子だった彼がよく言っていたのは、自分は身体面では、かなり背が高くがっしりした体格の兄ふたりの影に隠れて生きてきた、ということでした。

　私とのセッションで、彼は自分の精神病的確信をかなり詳細に述べました。人間世界から自分自身が消えることを祝い、そして数週間にわたって、自分のこころが完全にからっぽになるように心的内容を取り去るということを行っていたのです。これをなんとかやりきるのに、彼は何日間も飲み食いせず、強力な幻覚（彼はそれを楽しんではいませんでした）の時期に入り、その後は丸1日微動だにせず座っているようなトランス様状態が続きました。彼は、自分のこころは平安の状態にあるし、これこそ自分が暮らしたいと願っていた場所であると感じていました。

　ところが、自分のコントロール下にあると考えていたもの――物事を消し去ったり形を変化させたりすること――を次第に掌握できなくなってき

たと、彼は実感し始めました。物事は彼の許可なく現れたり、自ら変化したり、あるいは消えたりするようになり始めたのです。

　それだけにとどまらず、彼は他の人には理解できない私的言語を発達させていましたが、それを話すこともますます難しくなってきました。それはまるで、自分の言おうとした言葉が出てこないような感じでした。

　知覚の性質が変化したり、驚くほど声を出せなくなったことで、彼の肉体状態にも劇的な変化がもたらされました。今や明らかにぎこちない動き方をし、ものすごく汗をかき、吠え声のように聞こえる笑い方をするのでした。

　アーンストの言語がミーガンの話し方、つまり内言をもごもごつぶやく話し方にいくらか似ていると気づいたのは、その数か月後のことでした。文字通り「大声で話している」のですが、話の中に音節の区切り（articulate units）がないのです。彼の考えていることは発声の中に単純に放出されるだけでした。これはあまりに長い期間続いてきたため、彼は過去にさかのぼって、自分の発音（articulation）に、自分で私的言語を発達させてきたという考えを付与していました。

　このことに気づいて、私は言いました。「あなたの言っていることが私には理解できないと、あなたは知っている。」── 彼はうなづきました ──「でも気づいたのだけど、アーンスト、それはあなたがもごもご言っているからですね。」それから、私は彼のこころの中にはおらず、彼の思考過程を聞き取ることもできないのだ、と彼に言いました。彼は親切にもゆっくり話し、会話の中でこうした思考を表現して（articulate）くれたのでしょうか。

　いかにも私が、このことを彼に告げた初めての人物であるかのようでした。実際には、多くの人たちがアーンストの話し方に気づいていましたが、直接彼に言おうと考えた人は誰もいないようでした。いったい彼はこんなに長いあいだどうやってこれをやってこられたのか、私には不思議でした。実際には、彼は私との分析を開始する約2年前まで話す能力があった、ということが判明しました。そのときになってようやく彼の話し方が変わり始めましたし、それが援助のために紹介されてきた理由のひとつでした。

　その後数年にわたって、アーンストは、彼のこころに浮かんでいることで

はなく、自分のこころを使ってやろうとしていることを報告してきました。私たちの作業は、思考を考えるこころを持つことの利益（彼の考えでは、損失なのですが）についてのある種の哲学的考察であることがよくありました。徐々に、彼は自分自身のこころを受け入れ、こころを横切る考えを報告するようになりました。彼は新たに出現した統合失調症と出会い、週5日の分析を5年間続けた後、私たちは作業を止めました。

　数年後、アーンストは分析を再開しました。

　彼は、アレルギーと言ってもいいような、布地——衣類かそうでないもの——に対する鋭い感受性を自分が身につけてきた理由を知りたがっていました。彼は、特別な石鹸で自分の服を洗濯しなければならず、他人の衣服と接触することに耐えられず、自分のベッドシーツでしか眠れず、そのためホテルなどに泊まったときは眠ることができないのでした。

　アーンストのアレルギーは、今に始まったことではありませんでした。

　彼が14歳のとき、両親は新しいベッドを買ってくれたのですが、彼はアレルギーを起こしてしまいました——マットレスの詰め物にかもしれません……あるいはシーツにかもしれません……あるいは枕か。それからというもの、ひとつひとつの対象を念入りに調べるのですが、そのアレルギー反応を説明してくれるものは何もないようでした。重要なことは、すっかり身体化することは決してない——彼は発疹さえ出ませんでした——のですが、彼の不安は増大して、ひどく動揺するくらいまでに達し、主治医が休息を勧めるほどでした。新しいベッドは交換して、最初は元の古いベッドに、それからベッドなしになり、最後はヨガマットで寝ました。

　アーンストのアレルギーは、なじみのあるものでした。何か新しいことはこころにとっての毒となる可能性がありましたが、彼もまた、何年間も身の回りにあった家の中のもののいくつか——たとえば電気スタンド、新聞ラック、台所の椅子——は、心地良くないしこころをかき乱すものだとわかった、ということを、唐突に公表するのでした。彼は、他の人たちに対して、自分の身体的経験は減らせないものだと考えてくれるよう要求しましたし、加えて、彼の家族が「時間をかけて成り行きを見守ることはできないのかい？」

と言って助けようとしても、さらなる動揺を引き起こしているだけのようでした。

　彼は触った感触に苦しめられていましたが、同時に光や音や匂いの変化にも苦しめられました。たとえば彼がダイニングルームに座っているときに、客が何の気なしに廊下の頭上のライトをつけっぱなしにしたままでいると、彼はだんだんと不安になりました。最終的には、母親か父親が「アーンスト、何か気になることでもある？」と言うと、彼が「電灯の光が気になるんだ」と答え、誰かが立ってそれを消すことになるのです。

　隣りの住居に住んでいる人の話し声や、通りを走っていく大型トラックの音、大型ごみ容器のガラガラいう音、夜に床を歩く際のギシギシする音、そうしたものを聞くと、彼の身体的苦痛はさらに強くなりました。つまり、彼はこれを自身の身体に対する攻撃と**感じていた**ようでした。

　たとえば、ジャムはだめ、ハードチーズもだめ、ブロッコリーもだめ、というように特定の食べ物を取り除きましたが、オーブンで焼くのはだめなど、調理の仕方でもそれは同様でした。彼は非常に繊細な味覚をしていて、たとえば砕いたアーモンドやココナッツミルクが少しでも食べ物に入っていると、それにすぐに反応し、時には暴力をふるいそうになるのです。

　日々の生活において、この世界は自分を苛々させるものだとアーンストはわかりました。

　1度目の分析期間中は、こうしたアレルギー問題が見落とされたわけではなく、直面すべき問題が他にもたくさんありすぎて、彼の思考におけるもっと精神病的な兆候とは比べ物にならなかっただけの話なのです。それに、1度目の分析が終わる頃には、そうしたアレルギーは消失していましたので、その意味を追求することは重要ではないように思われたのです。

　2度目の分析では、彼を育てた人物についてこれまで私に話したことがあるか、と尋ねてきました。私は母親のことを言っているのかと思いましたが、彼に訂正されました。「いや、ぼくが言ってるのは乳母のことで、ぼくが10歳になるまで面倒をみてくれていたんだ」と。これより前に、その話を聞いたことはありませんでした。

15　身体的な表現

どうやら彼は、その乳母の人生における唯一の対象になっていたようでした。彼女は強い香水をつけ、彼に触ったり抱きしめることがよくあり、彼に話しかけ、その両目を覗き込んだり、といったことをしていました。実際には、彼女はただの乳母ではなくおば、つまり母親の姉妹でした。母親とおばは双子で、ふたりは同じイディオムを共有していたのです。たとえば、ふたりともとても情熱的であり、このことがアーンストを常に不安にさせていました。

　乳幼児が何を考えているかを知ることは決してないでしょうが、その子がこの世界を初めて体験するのが感覚的なものであるということは、想定してもいいでしょう。たとえば、こうした体験は子宮内で、母親の心音や内臓の音、光の浸透、動きの感覚や味覚、もっと後には嗅覚などから作り上げられるのでしょう。重要なことは、生きられた体験という認識における、原始的な感覚中枢の不均一性です。

　多くの統合失調症者は、この早期の感覚世界、つまり**身体表現性の体験と表象**（*somatoform experience and representation*）へと逆戻りしているのだと思います。言葉にしたり概念的に考えたりする以前に、身体表現性のもの（somatoforms）が肉体の辞書（the body's lexicon）を通して自己の初期段階の体験を表現するのです。

　統合失調症者を理解する上で私たちが直面するひとつの難しさは、どの程度私たちがそのような体験と表現の早期形態との交流を失っているのかということです。

　私たちは、対象世界を体験したときにさまざまに異なるやり方で反応します。乳幼児であれば、嫌いなものをちょっとでも口にすると、それを吐き出します。大人であれば、どちらかというと顔をしかめたり、その食べ物を押しやったりします。感覚的な体験の構造化された（すなわち、予測可能な）形式は、身体表現性のものなのです。

　嫌いな音を聞けば、アーンストは顔を左に曲げ、うずくまり、両耳をふさぐでしょう。嫌いな食べ物を口に入れたときは、自分の手にそれを吐き出し、お皿に戻すということをするでしょう。嫌な匂いを嗅いだときには、鼻をつまむか部屋を出るかするでしょう。苛々させると思っている手触りを感じる

と、後ずさりをするでしょう。だんだんと年月を経るにつれて、彼を知っている人たちは、こうした徐々に進んで分化した身体表現的な表出の仕方に敏感になっていきましたし、彼の反応がどれほど強力であるかを知るようになりました。

　統合失調症者に現れるパラノイアの兆候とみなされるものは —— 患者は他人が感じたり考えたりしていることを表情やボディランゲージを読み取ることでわかるものだと考えている事実 —— 実際には、患者が周囲の人たちの身体に表現されたものを読み取ろうとする単なる兆候なのかもしれません。私たちのうちすでにこの段階を通り越して言語レベルで表現する段階に進んでいる人には、概して表現に関するこの早期の形態に注意を払わないものの、もちろんそれに気づかないわけではありません。たしかに、恋愛関係だったり、その他の個人的な出会いにおける親密な形態においては、私たちはよく身体の言語へと戻ります。たとえば母親は、乳児が身体的に知ること（somatic knowing）によって、感覚的な生活へと逆戻りせざるをえません。母親や父親の中には、おそらく大人の生活という複雑さにさらされている結果として、このあたりが上手ではない人もいるかもしれません。それだから悪い両親になるということではないですが、彼らがそうした感覚的なもの、つまり赤ちゃんの身体表現性の表出を言語表現の形式へと翻訳しそうすることで変形させることが、そうたやすくはできないということなのかもしれません。

　感覚的な体験と身体表現形態（somatoformation）とが共存しているのは、乳幼児のこうした体験への情緒的な反応です。人生のこの時点での最も基本的なふたつの否定的感情は不安と怒りであり、僅差の3番目に抑うつがあります。ほどよい状況では、感覚的な体験が明確な身体表現性のもの —— たとえば足で蹴ったり、泣いたりなどのような —— を引き起こすとき、世話する人は乳児の情緒状態の根源を**感じ**ているのかもしれません。母親というのは、たとえば赤ちゃんが、皮膚かぶれや空腹やその他の身体的な刺激の場合とは対照的に、ひとり取り残されることには不安を示しがちであることを直感的に知っている、というのはよくあることでしょう。ですので、その問題が解決されるのは、相互感覚体験過程（mutual sensorial experiencing）、調律された情緒表

15　身体的な表現

現（attuned affective expressions）、言葉の発声（verbal utterances）の3つの統合を通してなのです。

　統合失調症者と作業することの魅力的な課題とは、患者が感覚的な生活へ、そして身体表現性の表出の仕方へとほぼ完全に戻っているかもしれない、ということなのです。アーンストはこの点では素晴らしい教師でした。

　彼が分析の場に戻ってきたのはこうした恐怖症的症状のいくつかが再発したためで、今や彼はそうした症状を理解したかったのです。彼はまた、ここ数年に何が起こっていたのかを明らかに知りたがっていて、なおかつ自身の統合失調症という病気についてもっとよく理解したがっていました。（彼は自分の診断についてはとても率直でしたし、その病名を言い訳には用いませんでした。）

　私に対して統合失調症を説明しようという彼の決断に、私はこころからとても嬉しくなり、彼の内省に耳を傾けようと思いました。今や彼は、自分が人生を感覚的にしか把握せず、そのことが彼自身の発達を妨げてきた方法や理由を理解する必要がありました。彼はまた、時々、自分の考え方に悩まされており、それについて「今にも気が狂いそうだ」と言いました。

　アーンストは、時折通りを歩いている際に自分の考えている世界に悩まされるのだ、ということを教えてくれました。彼はローマを訪れたことがあるのですが、パンテオン神殿へと向かう角を曲がるときに、知らない人が彼のすぐ横を通ったために突然怒りが襲ってきたのです。また別のときにテヴェレ川の近くを歩いていると、全くの別人に対して同じようにひどく腹立たしく感じました。ナヴォーナ広場の噴水脇に座っているときも、彼の数フィート以内に座った人のせいで、またもや苛々に襲われたのです。

　これらのちょっとした旅行についてさらに詳細な描写が、数セッションにわたって取り上げられました。それから彼は、最近あったモスクワへのフライトの話をしてくれました。彼はある複合的な情緒体験を描写してくれたのですが、最初はふつうに不安を感じ、次に怒りを感じ、そして最終的にはたまたま隣り合わせた乗客に対して明確に苛々した、というものでした。自分の座席を倒したり戻したり、両手を頭の後ろで組んだりするこの人物になんとか2時間以上我慢した後、アーンストは言ったのです、「**お願いだから**ジッ

としてくれる！」と。

　彼は怖かったのです。私は彼がうまくできたことに賛辞を伝えました。感覚的な苦痛や情緒的な動揺を、なんとか言葉へと移し替えることができたのだ、と私は説明しました。このことで彼がホッとできたと感じたのかどうかを尋ねてみました。彼は、ホッとできたが、自分は気が狂って（gone mad）しまったのだと思った、と答えました。私は、彼はちょっとのあいだ正気になった（gone sane）のだと思うよと伝え、ふたりで笑いました。

　その後の数か月間の作業では、彼の中に今現在もある「不安と怒りのプール」に集中しましたが、そうすると彼は、このことから逃れるためだけにアパートを出てきたのだと思う、ととても恥ずかしそうに教えてくれました。彼は誰かをにらみつけるか、さもなければ目に見える体を使ったジェスチャーだと彼が信じているものを相手に向けて、自分の怒りを伝えようとしました。これらはすべて身体表現性の表出でした。つまり、彼の感情はこれまで言葉では表現されなかったのです。

　何年間もアーンストは、感覚によってのみ感知され決定される運命にある世界の内側に隠れていました。彼は自分を不愉快にさせるこうした感覚体験（たとえば、他の人たちと一緒にいるという体験）から抜け出そうとし、そうやってあらゆる現実、すなわち肉体的にも環境的にも、両方の現実世界から分裂排除された、受肉されていない形而上学的な世界を目指したのです。

　彼は、秘教的な神学的‐哲学的問題を議論するためのグループに参加する方法を見つけられるときだけは、部屋にいることに我慢したり、あるいは食事をとったり、他の人と一緒に過ごしたりということができました。彼は高学歴でしたし、このことはしばしば役に立っていました。彼の仲間たちが、「それでアーンスト、どんな面白いアイデアを思いついたんだい？」と言うと、彼は延々と何がしかをまくしたてるのでした。彼が発見した最善の策は、熱心な興味を喚起することを目的として、ほとんど無意味な意見を、厳粛に発言することでした。こうした説明の唯一の目的とは、感覚を欠いた領域に住むために、彼自身とそのグループから肉体を取り去ることでした。

　もちろん、この戦略は、ひと晩中作動しているわけではないでしょう。何

年ものあいだアーンストは、酒を飲んで嫌なことを忘れるはめになるか、さもなければ単に意識を失いそうになって白日夢を見るということになっていました。この状態で、ベルイマン[47]の映画とか詩の一行に一瞬現れるかもしれない抽象形態という感じで、思考が現れるのでしょう。つまりそれは、理解しやすいが、定義できず、そして夢見ることへの入り口としてのみ役立つものなのです。

　2度目の分析では、アーンストの情緒生活は、感覚的なものと言語的なものを結びつけることを私たちは実感しました。最初は、他者に対する暴力的行為を想像するのですが、その後は、時折腹立たしげに人々に話しかけることによって、言語的象徴のオーダーへと移行するのでした。もっとも、幸いにもそうした感情の爆発は緩和されてはいました。彼が関係性を探し求めており、彼にとっては悪い関係は全く関係がないよりも良いことなのだ、と私は言葉で伝えました。彼は、この考えを素晴らしいと思いました。自分が想像する暴力場面の中に友情関係を探し求めているということは、これまで彼は考えたこともなかったのです。

　統合失調症者の分析において大事な局面というのがありますが、それは、患者が自分を守るために用いている戦略を患者自身が理解し始めるときで、なぜならこの時点ではまだ感覚的な生活へと再び戻ろうとする衝動（urge）が大きいためです。1度目の分析のときのことを思い出してみると、アーンストがある日相談室に現れたとき、彼はひどいモヒカン刈りというヘアスタイルでした。片側が青色で、もう片側が赤色。さらに、顔にペイントを施していて、スタジアムから自宅に帰る道中で迷子になってウロウロしているフットボールファンのように見えました。その時は、私が彼を見て驚いたことに対しては、彼は全く興味がないようでした。

　私は彼に以下のように言いました。後から考えると、まさしく想像の領域に生きることと言葉の領域へと出ていくこととのあいだにある問題を解決する

47　Ingmar Bergman（1918-2007）はスウェーデンの映画監督。形而上学的で難解な作品もある監督として有名。

方法を彼は発見したようだ。私には、純粋に個人内主観的現象としての彼独自の言葉の使用を外に出しているように思える。今度は私が、彼の中に見たものについて、自分の中で内的な対話をしなければならないだろう、と。彼は、他者が彼自身のようになることを強要しようとしていました。それは、他者が心的対象である場合に限り他者と会話ができる人物であり、そのために彼は、内的なナレーション（voice-overs）のように、あらゆる言語を提供できるのです。

　彼は同意しました。彼は、外側からの観察者がするかのように、自分自身を見張ったり自分自身についてコメントしたりすることに多くの時間を費やしたのだと、教えてくれました。想像の中で彼は、ありとあらゆる考えられるジェスチャーを評価して、そしてもし私に同様の影響を及ぼしたのであれば申し訳ないと謝罪するのでした。不思議な気持ちで私は、気がつくとあることを彼に伝えるべきか否か疑問に思うことがよくあるのだが、伝えたときにはそれがたいていは自然に感じられるのだ、と彼に言いました。

　私たちふたりは、想像の中でお互いが出会うという共有された体験、つまり、私たちそれぞれの「私（I）」と「自分（me）」とのあいだの関係について熟考しました。それは、相手との潜在的コミュニケーションを行っていたとき、私たちは部屋の中にいてそれぞれがこころの中で会話したり自分自身の自己を想像したりしていたからです。それは、差し控えられた会話の世界、つまり自己によって見失われることのない世界でしたが、私たちはこうした想像上の関係性や会話が実際のところ、他人と自己を共有する試み、話すことと関与することへと移行する試みであることに気づいていました。

　私には明らかだったことは、数年間一緒に作業した後、アーンストが自分自身のことを私に教えようと決心した、ということです。私はもはやただの分析家というわけではありませんでした。つまり、私は今や、彼独自の芸術形式（art form）において師匠から教えを受ける弟子の身分でした。これは、生きる道を模索するあいだの、精神生活の危険を無効化することを目的とした素晴らしい戦略でした。

　アーンストは、そうした感覚領域（sensorial realm）を苛々させるものだと思っ

15　身体的な表現

ていましたが、他の統合失調症者たちは、自分たちの起源の世界について全く異なる関係を形成しているのです。中には、感覚的なものを、より高次の感覚表現型アーティキュレーション（sensoriform articulations）へと入れ込む患者もいます。

　ウィニコットの用語、「環境としての母親」── すばらしくシンプルな言い回しです ── には、数世紀にわたる知恵が密接に関係しています。環境としての母親は、現実の母親が打ち立てた世界の一部分にしか関係していません。それを構成しているのは、新生児の外側と内側の双方が生み出すリアル（the real）から提示されるもので、とりわけ印象に残ったものすべてです。これは、食事や睡眠、排尿、排便の前後に乳児が体験することなのです。環境は、時に良い場所へ、時にさほど良くない場所へ、自己を運んでくれます。この環境の中でその肉体は、外の世界へ向けて刺激的なつながりらしきものを歌いあげたり、あるいは内臓の内的衝動にのみ込まれたりすることがあるのです。

　人生の至るところで、私たちは感覚的であるし、生きられた体験を身体化し続けようとするのはよくあることです。時には、通常は思考や発話の対象であるかもしれない何かが否定され、そして肉体を通して感覚過程へと方向転換されるのです。配偶者からの激しい虐待に苦しむある患者は、ひどい胃痙攣に何年間も耐えました。その患者がかかっていた精神科医は、葛藤を身体化してしまうために結果的に深刻な身体症状にかかりやすくなっているのだ、と注意しました。残念ながら、彼女はがんになってしまいました。心身医学の世界は、いつの日か、身体化という観点から一番多くのセラピストを必要とするようになるでしょう。心理療法の目的は、この過程を反転させること、そして**身体化し易さ**（somatic liability）（患者が無意識的に象徴化よりも身体化したがること）を分析することですし、それによってその肉体は、方向転換された精神的苦痛の結果をこうむらないようになれるのです。

　統合失調症者は、よりラディカルな動きを選びます。たとえば、彼は感覚体験へと戻りますが、それは単に葛藤を身体化するためではなく、**あらゆる心的過程を身体的代替物へと変化させる**ためです。そうやってアーンストは、

夕食の招待客に対する苛立ちの感情を自分自身に許すよりもむしろ、そのような思考を廊下の照明に対する苛立ちへと転移させたのです。その客について感じていることを尋ねられたなら、彼は「さあね（I don't know）」と反応したでしょうし、これは真実だったのでしょう。

　2回目の分析期間中のある変形性的なセッションで、彼は「痛い（painful）」という語を繰り返し口にしました。彼はその時間を、自分は早朝の小鳥の鳴き声が「痛み（pain）」であることを見出した、と言って開始しました。シャワーに使う石鹸は「苛々させるもの（abrasive[48]）」でした。彼はまた、衣類でも痛みを感じましたし、着ているものに心地よさを感じることはありませんでした。外出はしても、「一般大衆」は「不快（a pain）」でしたし、彼はその大衆との会話を想像しているのでした。

　「痛み」という語がこころだけでなく肉体にも使えるのは興味深いことだ、と私は言いました。つまり、かゆみで痛い場合はそれを解消するために皮膚を掻くわけですし、ある人に対して苦痛を感じたならその感情を外在化するためにそれらに苛立つのです。彼が感じている身体的に苛々させる多くのものから一日中彼につきまとう情緒的痛みへという動きについて、私たちは時間をかけて議論しました。

　私たちはみな、感覚的な基盤から情緒的な派生物へ、そして最終的には言語の象徴的な変形へと変化します。自己が苦境に立たされると、統合失調症者は、象徴のオーダーと心的生活を放棄して感覚的な生活へと戻ってしまいますし、その結果は非常におそろしい世界になるのです。その後、その患者は感覚表現型コミュニケーションと内言とのあいだの宙ぶらりんな状態に停滞し、事物同様である単語を口に出すこと以外は、象徴のオーダーへと戻るという危険をほとんど犯さないのです。その場合に言葉を発することは、思考をやりとりするための手段としての行為よりもむしろ、吐きだされることやあるいは取り込まれることなのです。

48　abrasiveには「気に障る、苛立たせる」のほかに、「研磨剤、とぎ粉」の意味もある。

15　身体的な表現

16
頭を働かせなくすること

　乳幼児やよちよち歩きの幼児は、決定的に印象深いやり方で母親的養育と父親的養育を受けています。良くも悪くも、両親は乳幼児という存在を満たし、生涯にわたる影響を与えるのです。

　両親は、日々の（身体的、言語的そして感情的な）活動の中で、結局どのように自分自身を世話するべきかの持論を子どもたちに伝えています。あらゆる面で子どもは両親に応答しようとするので、一連の無意識の指示は両親の刻印を子どもたちに与えることになるのです。

　つまり、私たちはみなおぼこい娘役なのです。両親とはいっても名ばかりの専門家ですし、多くの子どもは自己発達のモデルとして親が生成した行動規範を取り込みますが、それでも子どもたちは実際の両親に合わせようとしますし、両親それぞれは良くも悪くも「1回限り」の親なのです。

　いずれにせよ、私たちは、その状況や年齢に応じて、自分自身を育てる技術を発達させますし、そうした技術は母親的な養育をそのまま伝えていたりあるいは対称的にそれを妨害していたりするのかもしれません。たとえば私たちは、大変な状況では自分を落ち着かせたり、明日は明日の風が吹くと言い聞かせて十分に休んでしっかりと寝たり、元気が出るものを食べたりします。あるいはまた、自分自身に対して父親的な養育をします。たとえば、現実に立ち向かったり、もっと一生懸命にやってみたり、自己憐憫を捨てて覚悟を決めたりといったことを楽しんでやります。これは、父親として私たちを世話してくれた実際の父親のやり方を反映しているかもしれませんし、あるいはそれどころか、もともとのイディオムと、父親によって決まる原理

(axioms)、そして両親のパターンを自分なりに解釈したもの、この3つが混ぜ合わさったものであるということが最もありうることでしょう。

いったんエディプスコンプレックスを脇に置いてみると、私たちの精神(psyche)が母親および父親のオーダーを**構造化した**なら、問題に対処するのを手助けするのにそうした親のオーダーがああしろこうしろと言いそうなことをごちゃごちゃ想像するよりはむしろ、私たちはただそれとうまくやっていくか、いかないかのどちらかなのです。

性差や父親の役割に当惑する以前に、子どもは性器的な性的興奮の到来にショックを受けるものです。これは、異性の親との競争からくるものでなく、子ども自身の体とこころにおける自然な発達による混乱です。これらの感情は前例がないので、理屈では体とこころが結合したように思われ、それが自己を当惑させるのです。

子どもはエディプスコンプレックス（あるいはそれを「家族コンプレックス」と呼ぶべきでしょうか）を放棄しますが、その理由は彼らがその格闘に疲れ果てたからとか選んだ親との結婚が禁じられたからではなく、欲望を母親あるいは父親の中にしまっておくという最初の約束が、不安を引き起こす集団生活との出会いによって反故にされるからなのです。この観点において私はラカン派の議論に異議を唱えます。ラカン派は、象徴界（言語や社会、意識的な直線的思考などのルール）に忠実であることが、実社会に参加するために子どもを母親から、あるいはおそらく自己からも分けるのだ、と主張しています。これは正しいのですが、それはある程度までで、その区別の後に起こっていることというのが、精神病を理解する上ではとても重要です。

「なぜエディプスなのか？」という論文[49]の中で述べたように、私たちは精神病から自分を救うための象徴のオーダーというロジックを望むかもしれませんが、実際には集団生活という現実においては父親が家族に命じたやり方は侵害されるのだ、ということに気づくようになるのです。[原注1] どんな集団過程にも内在する心理的な暗黙の力は、社会の法律、文化のルール、あるい

---

49 "Why Oedius?" は、ボラスの著書『性格になること』の第10章。

は言語学的意味を、容易に打ち負かすことができるのです。言いかえると、集団は発狂しうるのです。たとえば、もし象徴のオーダーがいとも簡単に脇に追いやられることの確証が必要であれば、人間性の暗い側面 —— 殺人、虐殺、戦争、そして日常の中での他者の窮状への冷淡な無関心さ —— を見さえすればよいのです。

　集団内の心理にかかわる教育は非常に早い時期から始まります。学齢期の子どもは、世界が平等ではないこと、友人はちょっとしたことですぐ敵に転じることがわかっていくのと同時に、自分自身のこころが無害な見方を伝えるためだけの単なる安全領域ではないことも学ぶのです。母親、父親そして他者への憎しみを持つ可能性があるというのは、ひどくショックなものです。償おうとする努力は、決して完全に成功することはありません。友人が成し遂げたことに羨望したり、反対に失敗したときに勝ち誇る気持ちは、こころの中で倫理観や良識と競合します。つまり、精神生活はそれ自体が集団過程であり、それはルールを認めない過程である、ということがわかります。

　もちろん、ひとりひとりは子ども時代にそれぞれ自分特有のやり方でこの一点に集まった危機に取り組みますが、こうしたあらゆることへの一般的な人間的反応というものがあります。私たちは、集団生活のふたつの形態 ——外側の世界とこころの中 —— の両方の複雑さを自覚的に知っているというところから引きこもるのです。私たちは、自ら頭を働かないように（dumb down）させようと、現実の楽な方を選び、そして良好な友人関係という癒しを選びますし、その友人関係が続く限り、複雑さに関する不安を慰めてもらうのです。自分たちは安全であるという錯覚、つまり外の世界もこころの中も良いことだらけであるという錯覚を作り上げ、私たちは生きながらえているのです。

　乗っていたバイクから放り出される、竜巻に家が壊される、たばこの火でソファが燃えるといったような悪いことが、現実生活でも起こりうるとわかっているくせに、私たちはそういったことは起こらないかのように思っています。私たちは概して、物事が悪い方向に行く可能性があってもそうはならないだろう、という見方をしやすいところがあるのです。何千もの人が他の

人間によって殺される大量虐殺のような出来事に関するニュースは、「想像を絶する」、「非人間的」、「信じがたい」と表現されます。多くの人が実際に人を殺すことができることも受け入れがたいですし、そのような明らかに常軌を逸した行為が、教会を建てたり、ハリケーン通過後の街をきれいにしよう人々が集まる行為と等しく人類に典型的であるということも、私たちはたびたび受け入れることはできないのです。

　この錯覚が系統発生的必然で、錯覚の内側で生きるために私たちは否認という機制を使う必要がある、というのはあり得ることです。

　統合失調症者は現実を歪める性質を持っているという観点から見ると、皮肉にも患者はその脆弱性のために、ふつうの人（normal person）が用いる否認というフォームを用いることができなくなっています。正常（normal）であるために私たちは、自分自身のこころ —— 自分の気分や他者観に関する内的表象においてこころがどう変化するか —— と集団生活への参加のいずれについても、その複雑さを自覚的に認識するのを弱める必要があるのです。精神内界的現実および集団的現実のこの集合的減弱（collective diminishment）を行うことによって、ほとんどの人はその生涯を十分にやっていけますし、破綻することなく非常に辛い苦難を耐えることさえもできるのです。

　統合失調症者はしばしば子ども時代は早熟で、早い時期から話し始めたり、非常に高次の言語能力を発達させることがよくあります。彼らはまた、社会のルールに非常に固執しやすかったり、強迫的に社会秩序の一部を担おうとする傾向があります。どちらかと言えば、象徴のオーダーのお手本のように見えるかもしれません。彼らはたいてい明快で才能にあふれた孤立した存在ですが、成長の早い段階から（多くの場合、科学的領域で）並外れた専門知識を蓄え始め、他人と出会って親しくなるより精神生活や学業的達成を優先するかもしれません。彼らに欠けているものは、ある種の情緒的知性、つまり他者とのくつろいだ感覚的関係なのです。

　このように考えられるとすると、統合失調症というのは、母親のオーダーの内側で生成的に生きる能力のなさから始まるようです。母親のオーダーにおける人生は、さまざまな自発的で情緒的なつながりを通したコミュニケー

ションを含んでいます。それはたとえば、貪欲さ、怒り、不安、その他の感情を対象世界に投影すること。それによって感情はコンテインされ、持ちこたえられる情緒へと変形されます。あるいは、創造的に異なるやり方で自己に影響を与えるような良いものとしての対象世界と出会う能力。それによって自己は世界の物としてのあり方（the thingness）を楽しむことができます。こうしたことは無意識的過程であり、それのおかげで人は、物と人間のいずれとのコミュニケーションも信頼できる中核部分を発達させることができるのです。

　統合失調症者は、R・D・レインが言うように、世界の物としてのあり方をどうやって理解したらいいのか、あるいは現実とどうやって遊んでいいのかに確信が持てず、核となる存在論的不安に苦しんでいるのです。患者は、象徴のオーダーを通して行うような構造がはっきりした遊びには苦労しませんが、自己‐対‐他者（self-to-other）のやりとりとなるとぎこちなくなるのです。

　私はここまで、統合失調症者が、動揺させるような心的内容とそれを意識へと持ち込む心的過程の両方を排除しようとする方法について論じてきました。その目的は、こころが危険にさらされることから自己を守ることです。私がこれまで提案してきたように、患者は、存在のハイブリッド形態、つまり大人の機能レベルと乳児のそれとのあいだの妥協物を発達させます。前章で、患者がどうやってある種の感覚的存在に立ち戻ろうと決めるかについて論じました。統合失調症者が、破綻の後に、色や光、音に対して非常に敏感であるように見えるのはよくあることです。これは、患者が今や、ある特殊なタイプの固有覚スキル（proprioceptive skill）に従って現実をオーガナイズしているためなのです。身体およびその存在は、こころとその思考過程からの安全な避難場所のように思われるのです。フロイトにとって、生まれて最初の自我は身体自我ですが、それはまるで、統合失調症者が非常に洗練された形で、このポジションに戻ってきたかのようです。

　別の言い方をするなら、統合失調症者は、こころによって仲介されるのではなく感覚によって把握できるような世界を、そして身体的に存在できる領域を、探し求めているということなのです。

人々は信頼できなくなるとき、（生物と無生物の双方の）物理的対象は自己と他者が関係することの代用品となりえます。この点において、自己と対象世界とのあいだのつながりは、根本的には、感覚的なものです。つまり自己は、世界との間‐感覚的な（inter-sensual）関係に携わっているのです。統合失調症者は、特別な物理的対象——それは木や岩の構造かもしれません——の専門家になるかもしれませんが、この興味関心は知的に学習されたものではありません。患者は、まるでその対象には神聖な性質が備わっているかのように、物理的内在を通してその対象を知るようになったので、それについて語ろうとするのです。患者は、非常に感受性を増加させた方法で自分をその物理的世界に接触させるという新たな形の直観を通して、こうした性質を知るのです。

　統合失調症的な直観力というのは、非常に驚くべきものがあります。感覚の固有覚的な知覚に逆戻りするとき、患者は知らず知らずのうちに複雑な無意識的知覚を利用しようとしているのです。ここでは意識は媒介物ではありません。実際には、自己は思考の回路を一切持たないようになり、その代わりに直接的に現実とつながっているように見えますが、それは一見すると神秘的に突き動かされているように見えるコミュニケーションの様々な形態——たとえば、ハミング、興味深い文章構成、そして身振りなど——を通して、その本質を他者に伝えるのです。

　母親のオーダーの内側で、母親と乳幼児は感覚的にコミュニケートします。言語そのものは母親が使用するでしょうが、乳幼児にとっては母親の言葉は、態度や無意識的情緒を伝達する複雑な音声体系を形成しているのです。母親の顔の記号体系は、世界についての非常に複雑な絵画的（または象形文字的）表現です。母親の匂い、そして母親の世界が発するものは、間‐感覚的徴候（inter-sensual indications）のもうひとつの捉えにくい体系です。これらの無意識的で感覚的なコミュニケーションの連動する流れを通して母親と乳幼児がお互いに印象づける能力は、直観的にやりとりすることについての力強い感覚を強化します。うまくいっているときは、自己はこのことを今後のすべての知識のための基礎として受け取るかもしれません。実際に、言語的コミュニケー

ションによってこの知識が軽減されることには非常に抵抗を抱くでしょう。

　感覚的なものに戻るために、統合失調症者は、脱意味化（designification）の過程を経験しますが、その過程の中で、患者は言語からその意味する機能をはぎ取ってしまいます。傍から見ていると気づくのですが、患者は言語を、具象化したり、あるいは歪めて個人的な造語活動に没頭したり、あるいはごくたまにだけ使うにしても、重文構造[50]をはぎ取り、簡略化した語彙に要約する、といったことをするようなのです。

　しばしば見逃されていると私が思うのは、この脱意味化の論理です。

　統合失調症者は実際に言語を感覚的に表現し、言語が持つ意味する機能を感覚－性質（sense-property）に変化させ、それによって言葉は喜びか痛みのどちらかのカテゴリーに分けられるのです。もしある言葉が心的苦痛でいっぱいだと考えられる場合には、その言葉は自身の語彙から削除されますし、逆にそれが安全な言葉であるなら、お守りであるかのように頻繁に使われるかもしれません。言葉は物になるのです。

　しかし、統合失調症者が言語をこのように使っているからといって、私たちと同じようにはもはや言葉を使えないと結論づけることは間違っているでしょう。これは、ピカソが女性をキュビズム的に表現するようになって、写実的な肖像画を描く能力を失くしてしまったと断定することと似ているでしょう。実際、脱意味化というのは、統合失調症者は言語を使用できない、ということではないですし、もっと大事なことですが、私たちが話しかけた際に、その言っていることを患者が理解しない、ということでもないのです。

原注：
1.　Christopher Bollas, *Being a Character* (London: Routledge, 1993).　（未邦訳）

50　「重文」は、等位節＋等位節の文。あいだを and、but、for、or、so で結ぶ。

第3部

17
あなたはどこから来たの？

　一人称代名詞の「私（I）」と書くとき、当の私自身がこのポジションを当たり前と思っていることが、考えたり話したりという行為をする上でとても重要になってきます。私は「自分が」話しているのですし、たとえ私の話す内容に矛盾がたくさんあるにしても —— 実際のところ、私は本当にこの「私」に対して多少なりとも権利を持っているのかどうかを問題にしている、と言ってよいかもしれませんが —— このポジションから自分が話すのでない限り、私が考えたり話したりすることは不可能でしょう。

　この「私」というのは、非常に重要です。自分が話しているという行為によって、人は、客観性を維持し続ける権威を有するという、なくてはならない錯覚を維持するのです。ものの見方というのは、内的および外的な現象にもとづいて、ひっきりなしに変わるでしょうが、「私」は自我の統合機能を映し出すこころのポジションであって、それは知らず知らずのうちに、無意識過程を知覚し、組織化し、そしてそれとコミュニケートします。意識領域内の自我の表現型として、「私」というのは特別な位置を占めていて、それは無意識的な組織体（自我）および無意識的思索の強さも矛盾も反映しているのです。

　ここまで見てきたように、統合失調症的破綻に陥ると、「私」という全体性はバラバラに断片化し、身の安全のためにその周囲へと投影されます。「私」の代名詞的な体裁は表面的には存続するかもしれませんが、その他の多くは失われます。たとえば、当たり前の論理で考えるという自己の能力は、消失

したように見えるかもしれません。気がついたら海のまっただなかで小さなボートにいるとわかったらどうしますかと尋ねられたとき、ある統合失調症者は、自分ならその海を陸地に変えてボートから降りる、と答えるかもしれません。その答えが現実的には意味をなさないという事実は、その患者にとってはどうでもいいことなのです。その患者は、「私」がコンテインしきれない考えを追い払うことにしか興味がなく、そうした考えをまとめたり熟考したり話したりするのに「私」はもう役に立たないのです。

　自己を物語ることは、例外なく「私」を強固にします。そのこと自体が有益であるだけでなく、ひたすら語り続けるというシンプルな行為、たとえば最近数日間の出来事を事細かに話すことは、その構造ゆえに治療効果があるのです。「私」は何度も繰り返し話すことで、その表象的機能を取り戻します。意識が自己へと戻り始めるのです。

　統合失調症によって解体した人は誰でも、話すことに、つまり「私」という語を口に出すことに、非常に多くの時間を与えられなければなりませんが、そうすることで自身のナラティブ的中核が回復するのを感じられるのです。そうした患者が分析家に話しかけるとき、その臨床家はもろもろの感情状態を実際の出来事（象徴的結節点）へと結びつけるということを続け、それによって患者は、文脈を再定義し、歴史的自己へと戻る機会を得ます。そうするとその患者は、新しい人物や新しい神話をでっちあげたりしなくて済むのです。

　治療のひとつに、日々のありふれたこと（the quotidian）をひたすら物語る、というのがあります。たいてい私は、相手に対して、自分が変化したその瞬間に至るまでの数日間に起こったことを教えてほしい、とだけ言います。これは、患者には現実が変わってしまったと感じられた不安定な瞬間を探索する、骨の折れる行為です。つらい出来事へと立ち返ることは、自己の回復にはとても重要です。たとえば、もしそのつらい出来事が引っ越しや転校に関するものであれば、前の家に関して好きだったけれどやめなければならなかったことや、友人たちと気持ちが通じていたと感じられた学校での体験について、患者は詳細に思い出す必要があります。

ヨーゼフ・ブロイエルとジークムント・フロイトにとって、「談話療法」は神経症者に対する治療的変形を生じさせるための媒介物でした。ここで提示した議論は、精神病的破綻の直後に話すことで、統合失調症的過程を反転させる援助をすることができる、なぜならそうすることでそれとなく「私」のナラティブ的主導権が回復するから、ということです。患者と分析家が最近起こった出来事を詳細に調べることで、史実性とナラティブ性を有するこの行為が接着剤となって自己を回復させますし、自己がさらに分割し断片化してしまうのを防いでくれるのです。

この統合失調症的過程の反転をもしごく限られた臨床家しか経験していないとしたら、その理由は、生活史を語ることによって文脈を取り戻す（regain context）という非常に重要な行為と、自己をナラティブ的活動へと戻す機能とが、治療の優先順位の上位に置かれていないからです。それどころか、患者は大量の薬のせいでこころとのコンタクトを失っていますし、語ることも許されないためにナラティブ的一貫性から切り離されています。悲劇的なことに、そうした治療を患者が受けることが元凶となって、統合失調症的過程を強固にしてしまうのです。

統合失調症者とのやりとりでは、患者の中にある「私」、つまり主体的なポジションを引き込むことがとても大切です。もし患者があきらめなければ、彼を助け出す好機がいずれ来ます。もしあきらめてしまい、精神病的過程の中に溺れてしまいそうになると、患者は薬で回復するかもしれませんが、この自己の放棄と断片化に至る前の人物とは別人になってしまうでしょう。

破綻後の数日間、患者はたいてい話をしたがりますし、コンタクトも可能です。しかしその数日間が数週間、数か月間と延びていき、話す相手が近くに誰もいないと —— その話は激しく、痛切で、狂っていて、冗長ですが ——、関係ある人たちはすべて別世界の存在となるのです。話をしたい、助けを得たいといったニードは、満たされません。患者はもうひとつの世界に見捨てられ、そうして統合失調症と呼ばれるものへと落ちていくのです。

このことが起こるとき、臨床家にふりかかる課題は非常に厄介なものになります。急性の破綻の直後に用いられる、探索的でナラティブにもとづいた

アプローチは、自由連想法にもとづいた技法に非常に似ていますが、統合失調症が自己の内側に深く根を張ってしまったときに必要なことは、なじみのやり方から極端に逸脱するもののように見えるでしょう。

　ここまでに、この世の終わりのような体験の後に統合失調症者が最初に示す反応として、動揺させる内容がこころに到達するのを避けるために、幻聴と仲良くなる方法やこころの機能を弱める方法、あるいは幻聴と闘い自己をかくまう方法について説明してきました。この戦略に役立つ戦術はたくさんありますし、私は不居住（disinhabitation）という過程も含めてそうしたもののいくつかをこれまで考えてきました。不居住という戦術においては、身の安全を維持しつつそれらを自己から遠ざけるために、心的諸機能は物質的対象物へと置き換えられるのです。

　とはいうものの、すぐにその患者は、幻覚誘発的な現実に取り巻かれた新しい世界を形成することに一生懸命になるでしょうし、それと同時に、周囲の人たちはこの計画を邪魔しようとしているのかもしれないと恐れるようになるのです。この時点で、患者は、臨床家であれ患者の内的世界を調べたがっているどんな人であれ、コンタクトをとることに気が進まないだろうということは、驚くにあたらないでしょう。もうこの頃には、患者は内省に対抗するようにできあがっているのですが、その理由は、患者から見れば、自己の内側に目を向けることは、思考の到来という大惨事（catastrophe）を招くからなのです。思考が到来すると、患者はそれらを万能的なやり方で暗号化しようと試み、そうすることによって患者は、自分が思考過程の主導権を握っているのだという感覚を持つようになるのです。患者にとっては、この新しい世界が大惨事から自分を守ってくれているのに、この治療者はこっそりとそこから自分を引きはがそうとしているのだ、と感じられるかもしれません。

　というわけで、分析のひとつの目的は、統合失調症者が絶滅の空想に対抗するために用いている防衛を和らげることですし、そうした防衛をいたわりのある現実と置き換えることなのです。そうしたいたわりのある現実は、臨床家からの保証と患者自身の強化された自己からくる保証の両方を用いて、不安を相殺するのです。

患者は最初のうち、自分自身のこころに注意を向けられることを怖いと思うかもしれないので、分析家は、第三の対象という現象を、疑問を表すのではない形で導入しなければならないかもしれません。これによって、第三の領域、つまり、患者と接触することが可能になる比較的安全な区域が生まれます。重要なのは、伝統的な自由連想法とは違って、この対象はサイコロジストによって導入されるのです。サイコロジストは、その前日に起こった出来事について話し合いを始めたり、患者が観た映画について言及したり、政治的問題や有名人についてコメントしたりするかもしれません。有名なテレビ司会者について論じようが、ハリー・ポッターについて論じようが、病院食の献立について論じようがいずれにせよ、臨床での頑張りどころは、そのような対象を用いて防衛的な恐怖を間主観的交流（intersubjective engagement）へと変形させることなのです。

　入院中の統合失調症者は、精神病的世界の濃く深い静寂の中にたったひとり置き去りにされていることがよくあります。そういう彼らが他の人たちに話しかけられるようになる前に、まずは語りかけてくるセラピストの言葉を聞く必要があるでしょう。

　初めのうちは、統合失調症者はたいてい、どんな関係もとても危険なものと考えるでしょう。そうした関係は感情や心的内容を喚起するでしょうし、それゆえに精神病性の不安を引き出しがちです。ところが、しばらくのあいだこの方法で作業をした後には、サイコロジストは多くの場合、**統合失調症的好奇心**（*schizophrenic curiosity*）というものに出会います。患者はその治療者に興味を持つようになる（become curious）かもしれないのです。

　ある患者が後になって言ったことですが、最初に私との作業を開始したとき、私が実在のものであることを除けば、テレビを観ているようだった、ということでした。その後、数週間の沈黙が続いた後のある日、彼は突然、「おかしな話し方ですね」と私に言いました。しばらくしてから、彼は「あなたはどこから来たの？（Where are you from?）」と尋ねました。私が英米混合訛りを話すことに彼が気づき、私がどこの出身か本当にわからなかった、とも言えるでしょう。ですが、これらの問いはまた、無意識的な問いを表してもいる

のです。彼が訊こうとしているのは、「あなたは誰ですか？」ではなく、「あなたはどんな世界から来たのですか？」なのです。

　その患者は自己から人間的側面をはぎ取ったのかもしれませんが、今や彼は部屋の中でひとりの人間（a human being）に出会っていて、その人は自己の内的生活を明らかにする人、思考の対象と遊ぶ人、そして思考を現実と結びつける人なのでした。統合失調症者にとって、これは異質な存在（a strange being）です。その分析家は何か（what）という好奇心から、患者は、分析家に関するある特性に気づくことへと変化します。その特性には、治療者が備えている統語的イディオム（言語を言葉で表す方法）や音のあり様（声のトーン、抑揚）、身体的独自性（身振りの形式、具体化されることの形式）であったり、あるいは分析家が視覚的、聴覚的、固有受容覚的スキルを通して他者と交流する特別なやり方が含まれているかもしれません。

　この好奇心は、発達するのに数か月から数年かかるかもしれませんし、患者によってはそれが全く生じないこともあるでしょう。しかし、もし患者が破綻した直後にサイコロジストが交流したならば、好奇心が発達するチャンスは十分にありますし、それが発達すれば、人間関係における重要な一歩となるのです。患者と分析家は、ある交差路で出会います。その際に、ふたりはお互いに対する好奇心を発達させられるのでしょうか、あるいは、平凡な出来事をやり取りするのみで、ふたりは要塞化された孤島のように孤立を維持したままなのでしょうか。

　そのうちに、その患者は統合失調症的凝視（schizophrenic gaze）を捨て去り、自己から"今ここで"の体験を取り除くための視覚的ブラックホールをもはや使用しなくなるかもしれません。患者は分析家の言うことに耳を傾け、その言葉を理解し始めるかもしれません。好奇心がスムーズに好意へと移行するなら、そして実際にそうなるときには、これは、関係性の進展という点ではもうひとつの重要な瞬間を示しています。それは、とらえにくいものですが、識別できる段階です。徐々にですが、患者は治療者の性質を信頼するようになり、それに安心し、今度はそれをいくらか楽しむようになり、最終的には親しみを持てるようになるのです。

これは、精神病的ではない愛情の基盤で、患者にとても大きな安心感をもたらしますが、一方で危険の可能性もはらんでいます。それは、統合失調症者が恋に落ちた他者と融合してしまう、いわゆる精神病的共感とは違います。私たちはこれまで、患者がこの種の融合から自分自身を守るために、こころを隠そうとする方法を論じてきました。分析家が自分とは異なる存在であるというのは、共感的融合にその分析家は使えないということを意味します。つまり、分析家の絶対的でイディオム的な他者性（idiomatic otherness）こそが、当初興味をひき、その後に好意の対象となるのです。これは、自己がある対象の完全性、つまり明らかに他とは違うことを発見することにかかわっていますし、投影同一化に代わるものとして**知覚同一化**（*perceptive identification*）を促進するのです。(原注1) 人間に何かを投影することは統合失調症者にとっては恐ろしいことであるかもしれないために、分析家の課題は、分析家自身の自己観察をそれ自体で知覚できるものとして提供することなのです。

　好奇心とそれに続く好意というこの期間中に、臨床家は解釈することを折にふれて始めるでしょう。初めは、こうした解釈はセラピストによって患者が不安になったときのよそよそしさを感じた瞬間に向けられます。この時点では、患者の警戒を同定し、その恐怖に共感を示すだけで十分です。

　何か月ものあいだ、マークはひと言も話しませんでした。彼は黙って座り、時々アンドロイドみたいにして首を左に回すと、窓べりをジッと見つめるのでした。これについては、私はコメントしませんでした。そうしたある日、彼は「聞こえる？」と訊いてきました。幻聴のことを言っているのかと思い、「私に何が聞こえたって？」と尋ねました。彼は、「ハエが」と答えました。私は、「いいえ、私には聞こえなかった」と言い、まずは部屋の中にハエがいるのだろうと考えました。それから、「違う──**壁にハエがとまっている**（a fly on the wall[51]）」というようなことを言っている、私自身の内なる声に訂正されました。その内なる連想から、彼はおそらく、私が壁のハエで彼の言うことに聞き耳を立て彼をひそかに見張っている、と言っているのだろう

51　人の秘密にじっと聞き耳をたてている、こっそり他人を観察する、の意。

ということがわかりました。このことを伝えると、彼の顔には満面の笑みが表れ、かつては謎めいていた彼のコミュニケーションを私が理解したということをほのめかしました。私に理解されることで彼が侵害されたように感じることはありませんでした。なぜなら、その頃までに、私がとんでもなく風変わりな同志でその私の仲間になることが自分の運命だと、彼は確信していたからです。

　私の連想からのコメントを彼が楽しんだ結果、マークは徐々に自分の「関心事」をいくつか教えてくれるようになりました。彼は1950年代の自動車に興味がありました。たとえば、その週に街中で1955年型プリマスを見かけたかどうかを私に訊ねることがありました。そして、この特別な車についてみんながおそらく知りたいであろうあらゆることをきわめて詳細に教えてくれるのでした。

　そのような対象は、混合体なのではなく、対象それ自体の同一性を持ちつつも人類全体の一部でもあるような、他とは区別された完全な対象でした。そうした対象に関する彼の関心は、それが自分から盗まれるかもしれないという恐怖のために、以前は隠されてきたものだったのでしょう。

　自閉症児や自閉症の大人と協働する人たちは、ここにある類似点に気づくでしょう。精神病的な人にとって、安全な知識（safe knowledge）とは明確な対象についての知識であり、たいていの場合それは、機械的性質（mechanical properties[52]）を持っているか、あるいはある意味信頼できかつ中立的な現象なのです。それは、投影同一化の受け皿としては機能しません。その代わり、その安全な知識のおかげで自己は、幻覚的な考えに侵入されない知覚同一化をすることができるのです。これは移行対象の一形態と考えてもいいかもしれませんし、そうした移行対象のおかげで自己は、人間的情熱を持ってノン・ヒューマン対象に関心を向けられるのです。そうした対象を分析家と共有することで、統合失調症者は徐々に、飛び地（enclave）から出て来るようになり、まさに彼にとって最も重要なものを開示する危険を冒そうとします。これは重要な瞬

52　伸び・硬さなどの機械的な変形等に関する諸性質のこと。

間です。なぜなら、身の安全のために隔離されていた生の本能が再び現れることを意味するからです。

この期に及んでもまだ、マークはアンドロイドみたいな話し方をすることで、この世の終わりの体験に対して防衛しているかもしれません。以前の音的、統語的、身振り的なイディオムを機械的な話し方に変化させることで、彼はコミュニケーションから人間的側面を取り除いているのです。そうした性質から彼は自由になれませんでした。目の前に人間が現れるという危険から自分を守るために、彼はアンドロイド的な話し方をするという名残りを常に保ち続けるかもしれません。この防衛はある種の秘密であって、私が思うに大部分は、臨床家から敬意を払われることはあっても、注意を向けられないことが必要なものです。統合失調症者の話し方は、偽りの自己の庇護のもとにありますが、それは絶滅から本当の自己を守ろうとしているからなのです。

分析家のイディオムに関心を持つことは、統合失調症者にとっては初めは奇妙で異質なものと体験されますが、患者のかつての自己を、つまり失われていた人間的自己をゆっくりと再発見していく先駆けとなります。サイコロジストのイディオム的主観性は好意のこもったフリースピーチによって明らかになりますが、それに出会うことで患者は、人の感受性というありふれた性質を、観察と同一化を通してゆっくりと取り入れるようになるのです。

私が自分の考えや関心を声に出して話しているときにはよく、私が話しているということを患者はわかっているのだろうか、と疑問に思ったものでしたが、患者たちはわかっているともいないとも言いませんでした。統合失調症者と作業する際には、多くの面が秘密のままにならざるをえません。それはまるで、統合失調症者は危険な世界に暮らしているので身を潜めているのだということを考慮に入れた場合のみ、自己の回復は起こりうるといった感じです。その危険な世界では、自分のパーソナリティや家族、そして文化を、誰にも気づかれることなく見つけることに取り組むのが最善だと、患者は考えているのです。

これまで述べてきたように、まさに今この時点で統合失調症的破綻を経験

している人と、かつてその破局に苦しんできたものの現在では統合失調症的ポジションに十分入り込んでいる人とでは、一緒に作業することは大きく異なります。私はまず、医療関係者とのあらゆる出会いを避けようとする統合失調症者とどうやって作業するかに注目してきました。では、統合失調症的過程の最初の兆候を体験中の人についてはどうでしょうか?

　この場合、分析家は違った作業をすることになります。ここは、いくつもの質問を投げかけ、具体的な情報を引き出すための時期です。とりわけ、「生活史を聴取する」必要があります。

　過去数日間、数週間の出来事について、統合失調症者に詳しく訊くことは侵入的なのではないか、と思われているかもしれません。しかし、フロイトは、自由連想の過程で、一見したところ日々の意味のなさそうな些事が、その人のなか奥深くで感じられている混乱よりさらにずっと多くのことを明らかにしてくれる方法を見つけましたが、それと全く同じやり方で、もし統合失調症者が破綻をきたした直後に精神分析家が生活史を聴取できれば、それは回復における重要な基盤となる可能性があります。

　このことは、統合失調症の治療に携わっている人たちにとっては、目新しいことではありません。フィンランドで実践されているあるアプローチでは、その家族のメンバー全員に対して、手始めに家族セッションに参加することが求められます。話し合われる質問は、「昨年に何があったか?」です。統合失調症への移行を誘発した特別な出来事は何かを見つけることが、その統合失調症者を理解するためには非常に重要であるということを、臨床家たちは知っているのです。

　生活史聴取の作業に入る前に、以下の奇妙な事実についてよく考えてみましょう。ほとんどの人にとって、その日その日の鮮やかな体験は次の日にはぼんやりしたものになってしまいますが、その理由は、今現在のひらめき(epiphanies)——感じることや知ることの生き生きとした体験——が、「過去のもの」へと移ってしまうためです。私たちが自分たち人間によって圧倒されることがなければ、一日一日の死というのは本質的なものです。

　統合失調症者は、ありふれた日常(the everyday)の意味を遠ざけておくとい

うこの本質的なことができずに苦しんでいます。彼らはたったひとつの出来事でも混乱してしまうのです。

　生活史を聴取し、自己を混乱させた過去の出来事を尋ねると、判で押したように、どちらかというと生活史はふつうであるように思われます。これはなぜかと言うと、その重要性が出来事それ自体にあるからではなく、ある日の出来事がその次の日まで、不変のまま、自己を追いかけ続けるという事実にあるためです。そしてまたその次の日まで。これは、いわゆる記憶ではありません。それは、自己の存在し続けることの中へとこころを乱暴に侵入させることなのです。機能する際に自己が必要とするものについて精神的時空間目盛り（psychic spatiotemporal calibration）の何かが、狂ってしまうのです。

　ふつうの人の場合、未来を予見する、あるいは少なくとも一定範囲の未来の可能性を予見する、という錯覚を持ちながら生活しています。期待を裏切られたり社会的に叱責されることに対して、こころの準備をしているのです。私たちは、用意周到な自己は安全な避難場所であるという前提で生活していますし、また現在は安全であるという錯覚は過去をどのように回想するかにも影響しているのです。もし何かがうまくいかなければ、現在は安全であるという確信を疑うことになり、そうなるとその体験を再検討しようとは思わなくなります。

　しかし、統合失調症の人の場合、意識的にも無意識的にも、自己はその出来事の可能性を察知することがないようなのです。

　ある女性は、30人のパーティーを主催しましたが、計画の段階でうっかり間違えてしまい、食事とカトラリーを25人分しか用意しませんでした。思春期にあるフットボール選手のクォーターバックは、自分のチームが勇猛果敢な努力で大きな得点差を挽回しそうな残り数秒というところで、味方のエンドよりも遠くへパスを投げてしまいました。彼のチームは負けました。

　こうしたことは、ショッキングな瞬間です。

　ほとんどの人は立ち直るでしょうが、すべての人が立ち直るわけではありません。中には、過去のショックに乗っ取られてそれが永遠に続くかのような今になってしまった人もいます。そうした自己は機能停止して絶えず警戒

ばかりするでしょうし、これはつまり彼らがもはや日々の現実世界で生活できないということなのです。過去－現在－未来は、あらゆる意味を持つことをやめてしまいます。存在することという継時的な構造が失われるのです。

　私たちは異なる領域にいるのです。

　ですから、「生活史聴取」の分析的な機能は、過去について考えたり過去を解釈したりするための単なる試みなのではありません──それは、人間のもつ時間性そのものの回復なのです。何が起こったのかを尋ねるというシンプルな行為は、患者をその出来事が起こったあの日に連れ戻します。そうすることで、ショックが戻ってきて、感情もよみがえり、自己の破綻がありありと露呈するのです。

　生活史を聴取することはまた、不思議と気持ちをなごませることにもなります。初めて統合失調症者と出会うときは、私たち双方とも不安になるものです。たいていの場合、患者の方はある意味で極限状態にあり、その部屋にいることすらも恐ろしく感じているかもしれません。私が新米の頃、なぜ生活史を聴取するのかを考えたことはほとんどありませんでした。ただ聴取していただけでした。数十年後になってようやく、それが重要なことだと気づいたのです。つまり、最近のことを詳細に検討し、そしてその患者がしていたことを教えてもらう、それらをひとつひとつやることが、治療者と患者が**一緒**にできることなのです。

　そうした対話のあいだ、ふたりはひと息つくこともできますし、お喋りをすることもできます。たとえば、「ああ、それで『6才のボクが、大人になるまで。』という映画を観たんだね？ いい映画だよね」のように。こうした「小休止」によって、気持ちは和らぎますし、ふつうの人間であるふたりが人生の醍醐味をじっくり考えるようになれます。

　しかし、これをする理由は他にもあります。それはもの想いの状態を確立し始めます。

　ありふれた日常の事実を取り戻すために一緒に作業することは、夢のような年代記へと姿を変え始めますが、それはまるで、日中残滓が、その晩遅くにやってくる本来の夢へ向かってひと足先に進んでいるようなものなのです。精

神分析家と統合失調症者のふたりはありふれた日常へと避難し、あの日を指し示すことに本来備わっているもの想いから恩恵を受け始め、その後はほぼ毎日毎日、この日々を夢見ることに伴って、**その出来事**が出現するのです。「それで、お皿と食べ物が25人分しかないことに気づいて、私は……。」「あ〜あ、なんてことしちまったんだ。」

　過去のこととなっているもの想いは、過去の混乱した性質を共有されたナラティブに落とし込むことで変形させるだけではありません。つまり、もの想いは、こころの中に受容的態度を生み出し、それによって、その自己に衝撃を与えて統合失調症的反応を起こした情緒的体験に触れることができるのです。分析家と患者のふたりにとってこれがどれほどの意味があるのか、説明しようがありません。賞賛したり強調したりする必要はありません。思い出された出来事はすでに、今ここでの場において自ずと明らかになっていますし、ここから先は、分析家と患者が共有された情緒的ひらめきから作業することになるのでしょう。その情緒的ひらめきがふたりを結びつけて、その出来事の背後にある意味を探索したり、それがなぜそこまでひどく気になるのかを探索するという、非常に感動的な行為をもたらすのです。

原注：

1.　Christopher Bollas, *Forces of Destiny* (London: Free Associations Books, 1989); Christopher Bollas, *The Freudian Moment* (London: Karnac Books, 2007)　（いずれも未邦訳）

18
変化

　統合失調症の原因が何なのか、私たちには決してわからないでしょう。つまり、系統発生的なもの、遺伝的なもの、子宮内で起こっていること、早期乳児期、乳児－母親関係、言語的なこと、性にまつわる衝撃、家族、あるいは現実の事故など、さまざまな原因が取りざたされますが、統合失調症がその結果であるかどうかはわからないのです。はっきりしているのは、統合失調症という病が、人であることのさらにもうひとつのフォーム（form）だということです。

　とはいえ、統合失調症者が現実世界に対して、どのように知覚し、どのように考え、どのように行動し、そしてどのように関係をもつのかについて、わかっていることもあります。なぜ彼らがいろいろな治療形態に抵抗を示すのかについても多くのことがわかっていますが、一方で彼らが治療者に協力する気になるのはどうやってなのか、どうして協力する気になるのか、それはどの時期なのか、ということについてもわかっています。

　統合失調症の始まりがどのようなものであれ、その一番最初にはっきりとわかる経過は、自己の分割です。分割された自己の片方はごくふつうの方法で機能しますが、もう片方は、知覚したり、考えたり、関係したりすることに関して全く違う方法をとるようになります。

　こうして新たに出現した別の方法は、存在に関して自己が持つ無意識的な原理（axioms）の多くを変えてしまいます。こころに関する一般的な原理は、人が生まれついて持っている知覚的体制化という方法ですし、人間関係の中で、とりわけ生後1年目のあいだに獲得される方法なのです。私たちは無数

にある未思考の知という原理に支配されていますが、考えるのに必要な概念を獲得するより前にその原理が形成されるために、それについて考えることはありません。そうしたいまだ概念を獲得していない時期に、どのように在るべきか、どのように関係すべきかについて無意識的な決定を下すという数多くの場面に、私たちのイディオムは遭遇してきたのです。

心的構造（mental structure）をつかさどっている原理についての完全な一覧表を示すことはできないでしょうが、精神分析や心理療法を通じて、そうした原理のいくつかは知ることができます。

簡単な例をひとつ提示してみましょう。私たちは、自分の周囲に知覚されている対象物と自分自身とは別物であると考えています。もし通りを歩いていて車が 1 台見えたら、当然それは自分自身ではない何かを見ていると考えるでしょう。その車と自分は、明らかに異なる事象です。

ところが統合失調症者は、ある車を見て、それが自分の一部であると考えるかもしれません。もしその車がボルボ（Volvo）で、かつ統合失調症者の方は女性で自分の外陰部（vulva）は現実世界に対する見当識を取り仕切っていると考えている場合、車のボルボを目にすることは、自分の外陰部が実際に目の前に現れたというように体験されるかもしれません。単語から意味だけがはく奪され、象徴的なものから感覚的なものへというオーダーの逆転が起こるために、統合失調症者はしばしば単語の音の響きを重視した用い方をします。vulva は Volvo に音が似ているのです。

「ボルボは私の外陰部である」というこのシンプルな等式は、この女性患者が現実と関係を持つ際に働く原理であり、彼女の心的構造の一部分なのかもしれません。同じように、「ストリーム（stream）」は「スクリーム（scream）」と音が似ています。たとえば、ある統合失調症者は、大声で「ストリーム」と叫びながら誰かに向かって金切り声をあげる（scream）ことにしているのかもしれません。

心的構造というのは、こころの属性を構成する無数の思い込み（assumptions）からなっています。

統合失調症者の心的構造を変化させる手助けをしているときには、私はま

ず、その患者の精神病的な思い込みを構成しているそうした原理を同定することから始めます。そして、そうした原理を言葉にしていくことで、既定の事実という思い込みの状態からひとつの見解という可能性の状態へと変化させるのです。

　統合失調症者の心理療法は、人の中核にあってその人自身のメンタリティを支配しているように見える、強い確信についてのパーソナルな人間学に丁寧に取り組みます。本書では、解釈が効果をもたらす多くの異なる前提条件、とりわけ分析家の聴き方、共感性、そして基本的にその人が見せている在り方などの重要な役割について概要を述べてきました。とはいえ、構造的変化をもたらすために分析家は、ある時点で障害された原理を分析し始めることになります。

　そのプロセスは、たとえ何か月も何年もかかることがしばしばあっても、ものすごくシンプルなのです。先ほどのボルボと一体化してしまった女性の例を見てみましょう。

　ボルボは患者の外陰部であるということを臨床家が理解したならば、シンプルにそう伝えればいいのです。分析家は、原理を言葉にしていくことによって、その原理の状況を変化させます。それはもはや、未思考の知の一部分ではありません。それは今や思考に**従属**しています。私は「従属する（subjected）」という語を強調しましたが、その理由はそれが人生におけるそして分析における主体（subject）という機能に対処するひとつの方法だからです。大まかに言って、主体とは私たちのメンタリティの動作主として感じられるもの（the felt agent）のことです。精神分析学やその他の心理学の分野では、主体とは、意識的存在としてのアイデンティティのことを指していますし、そうであるからこそ、私が代名詞の「私（I）」を使うとき、この基底にある思い込みは問題視されません。私が話すとき、私の存在することの言葉による表象として話すのです。

　臨床家が「ボルボは私の外陰部である」という等式を声に出すと、それは意識領域に入り込みます。統合失調症者がこの想定に気づいていないわけではありません。実際、彼女（あるいは彼である可能性もありますが）は、ボルボは

体の一部分であると意識的には考えているかもしれないのです。しかし、精神分析家がそれを声に出し、分析家と患者に共有されている意識領域の中へとそれを入れ込むと、考えること（thinking）についての話題および考えるための話題として対象化されるのです。

　もしその臨床家が鋭敏で、患者の人生からこの原理を探り出そうとしなければ——もし彼または彼女に思いやりがあれば——そのときは、解釈や会話を通して声に出して考えることも、その統合失調症者には危険なものと体験されずに済むのです。

　たとえば、分析家が次のように言うかもしれません。「あなたの外陰部を、ボルボの中に置いておけば、頭の中に思い浮かべるのがもっとたやすくなります。」これによって、その患者は言葉のこの移行（transfer）の意味を理解するようになり、そうした理解が意味の作用を反転させます。その患者はもはやそのような等式の**受け取り手**ではありません。彼女は今やそれを理解し、そうすることでひとつの仮説として持ち続けることも、記憶として持ち続けることも、またはそれを捨て去ることも、自由にできるのです。

　そのような観察それ自体が変形の主体である、と言いたいのではありません——それは想定を変化させる上での単なる解釈学的なステップです——しかしながら、それによって意味が限定されるからこそ効果があるのです。このことによって、ある原理はそれとなく条件付きのものになりますが、**なぜならば**ひとつの意味にすぎなかったものが、想定となってしまっていたからです。まずその限局された意味を理解し、その次にそこから波及するより広範囲の影響——たとえば、ボルボは対象世界の中で動いている身体の一部であり、対象を性器的に体内化することのできるもの、などなど——を理解することで、可能性空間が作られます。

　無意識的想定を意識化させるような的確な解釈はどんなものでも、可能性空間を創造します。その可能性とは、言葉にすることや理解することを通して、かつての原理が今や変化しうることですし、実際、そうした理解やそれに対する数多くの挑戦にゆっくり時間をかけて持ちこたえることによる安心なものを通して変形できるのです。

18　変化

この瞬間の意識というのは、移行的です。それは、被分析者の中の以前か
らある無意識的想定と、心理療法の作業によって新たに生じた想定とのあい
だに、一定期間存在しています。より永続的な変化かどうかの判断基準は、
患者が相変わらずボルボと外陰部を同等視し続けるかどうか、それとも現実
を前にしてこの想定を放棄するかどうか、というところにあります。

　通常の精神分析や心理療法の作業では、分析家がある解釈をする際に、そ
の解釈は心的対象となり、たいていはその分析家に結び付けて考えられるで
しょう。もし患者がその解釈に同意するなら、その解釈は分析家に結び付け
られ続けるでしょうし、取り入れられたままとなるかもしれません。このこ
とは当然、患者が思考の対象について考えるその方法にも影響を与えるでし
ょうが、それがすなわち彼が変化したということを意味するわけではありま
せん。実際、「母親に何か言おうとしたときに、不意にあなたの声が頭に浮か
んできて、言わないことにしました」と患者が言う場合、分析家の有効性は
部分的だということを患者は暗に示そうとしているのです。

　意識的な解釈がこころの中で新しい原理になってくるのは、被分析者が自
身の心的ポジションと行動を変化させるときにおいてのみであり、そこでは
もはや分析家を参照することはなく今や自分自身のものとして新しい視点を
提示するようになるのです。これが、**構造化**（*structuralization*）が意味しているこ
とです。言葉にされたものは、意識の移行的領域で対象化され、分析家に結
び付けられた思考という内的対象として患者の内側で保持され、そうしてよ
うやく患者のこころの中に組み込まれるようになるのです。それは自己の無
意識に生まれた新しいフォームなのです。

　統合失調症者と作業する際、核となる原理がいくつか存在していて、それ
らは解釈による変形を必要としています。（私はこのことについて本書の中でたく
さん論じてきました。たとえば、メタ性愛、アニミズム、投影同一化、無意味さといった
原理です。）通常は、患者がこうした核となる行為－思考（core action-thoughts）の
あれこれについて考えるこころ構えができる、というときがいずれやってき
ます。どんな患者とでもそうですが、数か月とか数年かけてようやくこの思
考の過程に至り ―― その経過中に、無意識的想定は本来意識の領分である可

能性空間の中へと収められます──、それが変化をもたらします。

　その人がもはや統合失調症的ではないという保証は何かあるのでしょうか。その保証は、この人物の心的生活および行動を今現在支配している、修正された想定（altered assumptions）の中にあります。それは、見失っていた何かを自己に付け加えるという問題なのではありません。精神病的な原理を非－精神病的な代替物へと変形させることに関する問題なのです。

　その過程は、神秘的なものではなく、ごくふつうのことです。乳児がよちよち歩きの幼児になるとき、多くの原理が変化します。たとえば、泣けば食べ物が出てくるという想定は、いずれは、食べ物を得るためには言葉で言わなくてはならないという考えに置き換えられます。成長するにつれて、そうした認識は変化していき、何かを食べるためには、冷蔵庫や食器棚から自分で食べ物を取って来なければならない、という実感に至るのです。思春期において、そしてその後の成人期の生活においても、原理はふたたび変化していき、食べ物を得るためにはお金を稼ぎお店に行って食べ物を購入し、家で食事の準備をしたりする、といったことをしなければならないことを実感するようになります。

　言い換えると、私たちはさまざまな原理に支配されてはいますが、そうした原理は時が経てば変化していくのです。そのように私たちは、概念の変化、つまりこころを再構造化することに、無意識的に慣れているのです。実際においても、人の心的生活に見られるこうしたシンプルで避けようのない事実は、臨床場面における精神分析の中で得られるあらゆる成功の土台となっています。

　残念なことに、どういうわけか統合失調症者は、こうしたふつうの変化の多くを外傷的に経験するので、治療効果が望めるような必須条件は、分析家がその被分析者を、変化を生み出す可能性へと再度連れて行けるかどうかにあると言えます。分析家は、変化という外傷にも多少の利点があるのだということについて、患者から信頼を得なければならないでしょう。

　どの被分析者の場合もそうでしたが、ひと度これが起こると、その後はこころを支配しているあらゆる障害された想定を個々に分析する必要はなくな

ります。臨床作業の中の興味深い事実のひとつは、治療者が核となる想定を
いくつか分析してしまえば、あとはどうやらこころがその他の障害された原
理を再調整してくれて、その上で、内部から生じる精神内的変化が起こると
いうことです。

　このことは、思春期患者と作業するととてもはっきりとわかります。例を
挙げると、たとえば数多くの障害された原理に従って機能している拒食症の
人でも、たったひとつの原理を変化させた結果、残りのすべての原理を変化
させるかもしれないのです。そのようなひとつの原理──たとえば、「私は
拒食症とよばれる病気に乗っ取られて苦しいし、そのことに対してはお手上
げだ」──に対しては、次のような解釈が投与されやすいかもしれません。
「あなたは、子どもであることから大人になることへの変化を、病気と呼びた
いのです、なぜならご自分の体に生じる避けられない変化に苦しんでいるか
らです。」もしこの解釈が被分析者に徐々に受け入れられるなら、その後は、
彼女は拒食症的行動から脱するだけでなく、自分自身の在り方や他者との関
係の持ち方に関するその他多くの想定が、同様に無意識のうちに変化するか
もしれません。

　統合失調症者らも、積極的な心理療法のおかげで様々な変化に着手するこ
とができるのですが、そうして変化していくには、非－精神病パーソナリテ
ィの人たちよりも時間は長くかかるでしょう。心理療法を続ける中で薬物療
法がとても有益であることが判明するかもしれませんが、最も統合失調症者
の助けになるのは、多くの時間をかけて訓練を積み、患者たちをいかに読み
とり、いかにそばに居続け、いかに理解し、いかに話しかけるかを知ってい
る、そういう同志としての人間による一対一の深い関わりなのです。

19
離島のルーシー

　ノースダコタ州ピーキンから15マイル[53]、舗装されたまっすぐな道路は、やがて渓谷や起伏する丘陵に取って代わります。ハイウェイは田舎の砂利道へ、さらには未舗装の道路へと変わり、森林地帯に隠れた農場へと続きます。プレーリーの起伏する草原地帯と比べると、ここの木々は摩天楼のようにそびえ立って見えます。冬になると、北側にある森が、気温を20度から40度も下げてしまうアルバータ・クリッパー[54]から家々を守ってくれます。西側の森は大西洋側北西部からやってくる巨大な暴風雪に耐え、そして東側の森は、メキシコ湾からゆるやかに吹き上げて、ここに到達するときには氷雪を運んでくる風を、そらせてくれます。

　私の農場は、そうした狭い範囲でめまぐるしく変わる微気候の中に位置しています。南向きのため、早朝と日没後を除けば、冬のあいだも晴れた日は一日、家を暖める必要がありません。植物が成長する季節には、農家の人たちが作物を植えるために土を耕す際に出る砂埃からも守られています。木々のあいだを縫うようにして吹く風は、穏やかな歌をいくつも歌っています。

　私のカウンセリングルームはかつてはポーチでしたが、現在はガラスで囲まれ、中からは西側の森を見通せます。冬の数か月間は雪で覆われるため、私の一日は暗がりで始まり、そして暗がりで終わります。冬の日差しは、牧草地を横切り南側と森を照らしだして、そのために数時間ごとに新しい世界

53　約24キロメートル。
54　カナダ西部（ロッキー山脈の東側）から発生し、南東に向かって高速で移動する暴風雪。

を形作ってくれます。この場所での静寂は深く、そして元気づけてくれるものです。

　その農場で私は1年の半分を過ごしますが、そこに滞在中は、スカイプや電話を使って臨床業務を行います。通常、患者たちとは対面で会って作業をしますが、患者の中には世界の遠く離れた場所に住んでいる人もいますので、そういう人たちには年に1回会えるかどうかなのです。

　ルーシーは手紙をよこし、自分の分析を引き受けてくれないかと尋ねてきました。彼女はノルウェーのフィヨルドにある離島で暮らしていました。仕事は作家で、家族信託で暮らしていました。両親はすでに亡くなっており、きょうだいもおらず、ご近所さんである60名かそこらの島民とさえめったに話をしませんでした。

　ルーシーの人付き合いはとても活発なこころの活動に由来するものでしたが、それは記憶あるいは突然のひらめきのどちらか一方を際限なく改変して、より詳細なものを求めることに向けられていました。思い出をさかのぼっていくと、彼女は否応なしに他者との悲惨な出会いを思い出すことになるのです。こうした記憶には繰り返し登場する人物が何人かいます。たとえば、彼女を理解しなかった数名の教師たち、彼女にとっては素敵な人だったがその奥さんがふたりの関係に嫉妬してしまった大学教授、いろいろな方法で彼女を侮辱した編集や出版の人たち、そして子ども時代から知ってはいたものの彼女の方が見捨てた大勢の昔の友人たちなどです。彼女が受けるひらめきはおそらく突然の精神錯乱であり、自身についての未知の秘密を一瞬でも具体化するような配置を、景色の中に見ていました。たとえば、断崖に打ちつける波は、ベビーベッドの柵越しに身を乗り出してルーシーを窒息死させようとする母親という形を取る、あるいは、突然空高く飛翔する鳥の群れは、彼女の魂が天国へと昇天するイメージを啓示している、あるいは、岩を覆うコケは彼女を嘲る自身の男性的自己である、といったことです。

　ルーシーは電話をかけてくると、話が止まりませんでした。たいていはその日話すことを宣言するのです。「今日話そうと思っているのは、シスター・アンダーウッドのことと、とても冷え切った部屋で羊皮紙に『私はこころを

浄化して邪悪な考えを取り去ります』と100回書きなさいとシスターに言われたあの日のことよ。私は13歳だったわ。」彼女はかなり熱のこもった様子でこうした説明を始め、そしてその説明は毎回とても詳細で、名前もはっきり覚えている人物が数名登場するのでした。私はこうした説明を思い出すのが難しいことがわかり、そのためにひとつひとつの話に集中しなければなりませんでしたが、それというのも、その直後の数日間、彼女はそうした話を振り返るからでした。ひょっとしたら、「アンダーウッドと邪悪の話、覚えてるでしょ？」と言いだすかもしれません。そうなると私はその話を思い出さなければならず、さもないと彼女がひどく困惑してしまうのです。「私、**話した**わよね？　それとも、まだ言ってなかったかしら？　あなたが覚えてないなら、きっと話していなかったのね、でも私は話した気がするんだけど。」

　大学時代、ルーシーはケルトやスカンジナビアの伝説に没頭していました。そのため彼女のひらめきに充満していたのは、自分はこうした物語に関わりのある神々や人間たちを実際にいろいろと見てきたのだ、という確信でした。私も大学で勉強したことがあってこれらの登場人物の何人かを知っていましたから、そのうちのひとりが誰であるかを知っていると白状すると、彼女は「まぁ、クリストファー、彼を知っているのね！」と泣き叫んで、まるでこの人物がなんらかの形で実在することを私が確約したかのように受け取ったものでした。

　ルーシーは、こうした人物像の幻覚をたくさん見ていました——そしてまた、「記憶」を介して現実の人々を幻影のような存在へと変形させるのでした。そうした幻影から逃れようとすることもよくありました。「ミセス・アップルゲートったら、あの人のことを考えているという私の話を聞いて、ここへやって来るつもりなのよ、クリストファー、あの人そうするだろうし、彼女が目の前に現れたら、私、うまく相手できないと思うの。あの人をどこに追いやったらいい？　私がここへ連れてきたくせにと言って**激怒する**に違いないわ。そうしたら私、あの人に何て言ったらいい？」

　ルーシーは、週に5日、いつも夜の8時きっかりに、固定電話から私に電話をかけてきました。これまで時間に遅れたことはなかったと思いますし、

覚えている限りでは、予定より早い時間にかけてくることもありませんでした。彼女が時計を見ながら電話機の横に座り、開始時間の30秒前にダイヤルし始めると、ほぼちょうどの時間にこちらの電話が鳴る、という場面を私はよく想像したものでした。このことは目を引く点ですが、その理由は、私は彼女のことを混沌の暴力（a force of chaos）だと考えることがよくあったにもかかわらず、彼女は多くの点でとても規則正しい生活を送っていたからです。村にある店に毎日買い物に行き、郵便物がその店に届いているときは毎週それを回収し、コツコツと庭の手入れをし、飼っているニワトリの世話に最大限の注意を払っていました。彼女の日々は、なんらかの司令書（mandates）によってスケジュール化されていました。たとえば、毎週月曜日の午後はニワトリ小屋を掃除する、毎週火曜日の朝はバケツの雨水を捨てる、毎週水曜日は台所の床を磨く、といった感じです。

　ルーシーは、運命（fate）と宿命（destiny）について私が以前書いたエッセイを読んでいて、彼女が私に語ったところによれば、どういうわけかこのエッセイにひどく感動し、その作者と話したいと思って、それで彼女はその本の出版社に連絡を取ったということでした。面白いことに彼女は、もし私がその島の近くに住んでいたなら私に会いたいとは思わなかっただろうし、それに、私に会わなくて済むからこそ毎日電話で話すことが大きな安らぎになる、ということをはっきり言いました。「あなたと何をしたらいいのかわからない。他に人がいる場所に私はいたくないのよ。でも話すことはオーケーよ。」

　なぜルーシーは、55歳にもなって分析を開始することにしたのでしょうか？

　たまたま私のエッセイを読んだものの、これが運命の行為かあるいは彼女の宿命なのかどうか彼女にはわかりませんでした。これが意味するものについて、彼女は数えきれないほどの理論を考え出しましたが、それには北欧神話と組み合わせて作られたものもあれば、彼女自身の創作と組み合されたもの、あるいはその両者の混じったものもありました。

　分析開始当初の数か月間、冒頭に語られるセッションの議題は、彼女の住む島から約200キロメートル離れたところにある別のコミューンで送る生活についての詳細な記述でした。彼女の言い方は完全に感情を欠いている上に、

抑揚のない声で出来事——ひどく恐ろしい出来事——を報告するのでした。これは、ルーシーがふつうはむしろメロディのある話し方をするので、どれもことさら印象的に聞こえるのでした。

私がこの点を指摘すると、すぐに彼女は、私がそのコミューンを容認していないという理論を打ち立てました。そうすると、私からの異議申し立てを想像してはそこからコミューンを守るのですが、時間を経るにつれて、本当に心配になるそこでの生活について詳細を語るようになりました。

そうした報告の中には気がかりなものがあり、それ以外の、そのコミューンがいかに素晴らしいコミュニティか、その集団の中にいることがどれほど変形性的か、といった称賛に満ちた説明にささげられた物語（narrative）の中に、不意に出現するのでした。その集団の中にいるのは辛い時間であるように見えると私がほのめかすと、彼女は、その辛い時間とやらが何なのか正確に教えてくれるよう要求するのです。それで私がある特定の出来事のことに触れると、彼女はすかさず、そのことは私に教えたことはないし、勝手に想像しているだけで、もはや私のことを信用できない、と応じるのでした。私が何も言わずにいても、ルーシーは喋り続け、実際には起こっていない出来事について私が話している、と訴えました。そうなると今度は数セッション後に、彼女はひどく後悔しているし不快に感じていることを私に教えてくれました。彼女は、出来事を想像で作り出したと言って私を責め立てているときも自分は嘘をついていると自覚していましたが、どっちみち私がそのコミューンを嫌っていると確信しているしそれを守らなければならないと感じているのだ、と言って反撃するのでした。

数年後、ルーシーはコミューンでの出来事を思い出す準備ができていました。それと同時に、悪い記憶を強迫的に反芻すること——それを私は「否定を味わうこと（chewing on the negative）」と呼びました——が減っていき、島での楽しかった出来事も話せるようになりました。するとその後のあるセッションで、言葉では言い表せないような悲痛な叫びを電話口で浴びせてきました。私は、彼女の家が火事になったか大変なことが起こったのかと思いました。彼女が走り回るのが聞こえ、「あっち行って。私はそんなことしてない

わよ。お願いだから放っておいて！」という叫び声がしました。30分が経過し、彼女が電話口に戻ってきました。彼女は、「そいつ」が自分のことを追い回していた、と言いました。それは、8本の足と5つの目を持ち彼女の自宅の周囲を飛んでいるドラゴンについての話でした。そいつが彼女を殺しに来たのです。

　私は突然理解したのですが、そのセッション中に、私は彼女に対して、悪い記憶が「延々と続く（dragging on）」ことがなくなったのは良いことだと伝えていました。そこで私は、このフレーズを使うことで彼女のこころの中にドラゴンのイメージを持ち込んだのかもしれないと思う、と言いました。しかし彼女はそいつが本物であると主張し、私が彼女を信じていないことに腹を立てていました。「クリストファー、そいつは私のすぐ目の前にいたのよ。そいつは私に向かって火を吐いたの。ドレスが焦げちゃったわ！　あなたが言った言葉とは関係ないわよ。」彼女の叫びは私の頭の中に響き続け、彼女は頑なに拒絶しカンカンに怒っていたために、私はほとんど何も言えないままそのセッションは終了しました。

　翌日、ルーシーは、そのドラゴンを呼び出したと言って私を非難しました。

　　「あなたがそいつを呼び出さなければ、そいつが来ることはなかったのに。どうして私にこんな仕打ちをするの？」
　　「私がそいつを呼び出したと、あなたは感じたんだね？」
　　「そう、あなたがやったのよ。あなた言ったじゃない、『ドラゴンがきみを捕まえるよ』って。それでそいつがやってきたのよ！」
　　「あなたにはそう聞こえたの？」
　　「いいえ。あなたがそう言ったのよ。私の記憶力は完ぺきなのよ。あなたが私にこんな仕打ちをしたのよ。」
　　「どうして私がそんなことをするのかな？」
　　「私のことが憎いからでしょ。」
　　「ならどうして私はあなたのことが憎いのかな？」
　　「それはね、私がマジで嫌なやつで、森の中の大きな岩の下で暮らして

いるし、それに私の匂いはまるで…」

「ドラゴンみたい？」

「ふざけないでよ。」

「いや……私は……」

「私を混乱させようとしてるのね。」

「ええと、どうやら私は何か間違ったことをしてるようだね。」

「それどういう意味？」

「ものすごく恐ろしい出来事の非は私にあるようだね。」

「そうよ、なのになんでこんなことしたの？」

「私が思うに、あなたのとても内密な考えに耳をすましていたことで私に腹を立てているし、私のことを追い払おうとしているんだね。」

「あなたって最低ね」

「あの時の私は、そしておそらく今の私も、物事をだらだら長引かせる(drag on) あのドラゴンなのだね。」

「そのことを認めるのね？」

「そうだよ。それをすることが私の仕事なんだよ、多少はね。」

「ドラゴンでいること？」

「そうじゃなくて、私が喋りすぎたこと。精神分析家というのは、時々、口数が多く**なる**んだよ。」

「あなたが私をひどく怒らせたのよ。」

「そう、わかってる。」

「わざとやったの？」

「いいや、もちろん違うよ。」

「それならどうして？」

「ルーシー、あなたは分析を受けることで私にお金を払ってる。それが私の仕事だし、時にはうまくやれないことだってあるんだよ。」

「どうしてうまくやれないの？」

「そうだね、ルーシー、私は……」

「クリストファー、あなたが考えていることを話してくれるのって、と

てもいいわね。」

「どうも、ルーシー。」

これはあるセッションの断片です。また一方で、私たちふたりのあいだで数年間続いていた非常に典型的なやりとりでもあります。ルーシーの場合、凶悪な動機に満ちた世界を作り上げ、それらの原因はすべて私にあると考えていました。私の方は、そのような警告を生み出す根底にある迫害不安を見つけようと試みましたし、それによって私たちふたりは何度となく、盛んな幻覚（florid hallucinations）の起源を見つけ出し、ひとつのシンプルな考えへと至ることに成功したのです。

たとえば、「dragging on（延々と続く）」という言いまわしを「dragon（ドラゴン）」に結びつけた点では私は正しかったのです。彼女は、「dragging on」しているという考え自体に苦しむことはありませんでしたが、「drag」という言葉を聞いた途端、私が彼女のことを「面倒くさいやつ（a drag）」と思っているのだ、という考えに結びつけました。そして彼女がこれに**腹を立てた**瞬間、自分の口から火を吐きそうだと感じて、ドラゴンを見たのです。ともあれ、彼女の内的世界を妨害して（drag on）きたということを私は認めねばなりませんし、彼女がこれに言い返すことも正しかったのでしょう。

私たちの分析作業が5年目を終える頃には、ルーシーは幻覚を見ることもなくなり、過去の記憶にとらわれることもありませんでしたが、一方で何十年にもわたる病歴に悩み、これはいったい何なのだろうと不思議に思っていました。

ある日彼女は、「私は統合失調症者なのよね？」と言いました。彼女は統合失調症について調べ始めたわけですが、彼女が自分の病気について話したいと思っていることに、私は興味をそそられましたし感動しました。彼女に言わせると、今では「それ」について話せるのはなかなか気分が良く、たまに──半年ごととかそれぐらいに──病気の状態へと逆戻りし、否定を味わったり幻覚を思い出すことがあったとしても、そうした幻覚をわざわざこころの中に思い浮かべていると考えて遊んでいるようなものだ、ということでし

た。たしかに、彼女は以前よりもだいぶ良い状態になりつつありましたし、こうして過去に分け入ることは好奇心をそそる楽しみごとのようなものでした。

　私たちの共同作業も最後の数か月という頃、ノースダコタにある私の農場とカウンセリングルームの写真を送って欲しいと彼女が言うので、私は送ってあげました。お返しに彼女が送ってきたのは、彼女が住むコテージ、自宅の庭とニワトリ小屋、彼女が暮らしている小さな村などの写真でした。ノースダコタは彼女にとってとても大切なものになっていました。たとえば、私たちふたりの分析作業が困難な時期にあるとき、私が窓から見ているものを教えてくれないかと頼んできました。

　　「ウェストウッドが見えて、その木にフクロウが止まってる。」
　　「どんなフクロウ？」
　　「アメリカワシミミズクだよ。少しばかり風が強くて、南向きに吹雪いてる。」
　　「ミミズクは動いた？」
　　「いいえ、まだそこにいるし、ジッと止まっているよ。」
　　「木のどのあたりにいるの？」

といった感じのやり取りが続くのです。私は他にも、フクロウやウサギ、シカ、タカ、木々、変化する天気などについて、話してあげました。

　興味深いのは、私たちのそれぞれの景色 —— 彼女の住む離島と、私の住むノースダコタ —— が、ふたりで彼女のこころを発見しようと奮闘していた際には、私たちに滋養物を与えて励ましてくれる第三の対象のようであったことです。ところが、分析作業の最終局面に至ると、彼女は、私が見ているものを単に言葉で語るよりも、実際の写真を求めてきたのです。対象世界は、誰かの言ったことや選択的知覚判断に影響されない、それ独自のものになりました。私のノースダコタは、彼女のノースダコタになったのです。

　Ｗ・Ｂ・イエイツは自叙伝の中で、小さい頃からのたくさんの「幻想（reveries）」

を詳しく語った後、こう締めくくっています。

> 少年時代については、苦痛以外はほとんど思い出すことがないのである。私は自分自身の何かを徐々に克服していくかのように、年を重ねるたびに幸福になっていった。というのは確かにその惨めさは他人によるものではなく、私自身の心の一部であったからである。[原注1]

　人間経験についてのこの洞察が、どれほど稀有で貴重であることでしょうか。イエイツは、父親や祖父がどれほど恐ろしかったかを思い返していますし、彼の思い出は現代で言うところの「外傷体験」とほぼ同じではありますが、人生の中で起こる出来事は、それがいかに悲惨なものであっても、その人のこころが自己に対してなしうることに比べたらさもないことなのです。
　実際、声が聞こえ始めた際に、統合失調症エピソードを切り抜けるために必要だと私が考えることを、イエイツが描写しているのは印象的です。幻聴なら長年にわたって彼に話しかけたでしょう。初めはその声も友好的で、むしろその声が聞こえることで彼も落着けたのです。しかしそのうちに、「頭のなかからの声となって、突然聞こえてきてはハッとさせるのである。その声は何をせよと言うことはないが、しばしば私を叱責する」のでした。彼はまた、存在しないものを見ていました。つまり、「部屋の隅に異常な鳥」を見たと何度も報告していた、と言われました。[原注2]
　詩人が「幻を見て」いる、つまりいろいろな声が聞こえていてそれを読者の頭の声にするべく言葉で書きとめていることを、私たちは格別疑問にも思いません。さらに、詩人たちはいつも私たちを少々不安にもさせます。詩人たちは狂気の海へと浸り、その場所で他の人なら出会うことを恐れるようなものを見るのでしょうか。あるいは、子どもの精神という非常に複雑な領域が一室に保護されていて、それが戻ってくる時の思考の形式を私たちは詩と呼ぶのでしょうか。
　ルーシーは、ノルウェー伝説の登場人物を見ましたし、こころの中では人の声や自然界の音を聞きました。イエイツや詩人たちは、ありふれた日常と

いうほっとできる安心感と、夢の中の鮮明な領域とのあいだを行き来しているのです。

　おそらく、中には子ども時代に抱いた想像の世界に非常に長くとどまる人もいるでしょうし、あるいはまた、こころが多孔性であるために声や奇怪な知覚を用いてその単調さに無意識が横やりを入れることを許す人もいるでしょう。詩が持っている確固としていて構造化されている規律のおかげで、才能のある人たちは、想像世界の奥深くに降りて行くことができますし、そこから言葉と形式を通じて戻ってくることができるのです。そうした言語と形式のおかげで、私たちが詩を読む際には、自分たちの存在についての深部構造を体験することができるのです。

　おそらく、詩人ではない私たちがひとえに「正常」である理由は、面倒を引き起こす想像や考えを、否定したり分割排除したりあるいはそこから抜け出したりする方法を見つけたからなのです。

　詩人たちは、統合失調症について、精神医学や精神薬理学が教えてくれる以上のことを私たちに教えてくれるのかもしれません。結局のところ、詩人たちが学んできたのは、無意識的な知を伝達するように、過去を何層も通ってどうやって降りて行くのか、感覚的なものや想像上のものや象徴的なものをいかに調和させるか、ということなのです。おそらく詩人たちは、統合失調症者が体験しているこころの交点に近づいているのです。

　このことがどうやって起こるのか、誰にもわかりません。

　未来の統合失調症については、誰も私たちに教えてくれないでしょう。

　私たちはきちんと見なければならないでしょう。

原注：

1.　William Butler Yeats, *The Autobiography of William Butler Yeats* (New York: Collier, 1965), p. 5. （川上武志訳『幼年と少年時代の幻想』英宝社、2015年　11頁）

2.　Ibid., p. 6. （同訳書　13頁、14頁）

注釈つきの参考文献

Alanen, Yrjö O., Manuel González de Chávez, Ann-Louise S. Silver, and Brian Martindale. *Psychotherapeutic Approaches to Schizophrenic Psychoses*. London: Routledge, 2009. (ユルヨ・O・アラネン、マヌエル・ゴンザレス・デ・チャベス、アン - ルイーズ・S・シルバー、ブライアン・マーティンデール共著 『統合失調症的精神病への心理療法アプローチ』、未邦訳)

> 様々な国の著者を招いて、統合失調症患者との臨床作業に関する新しい考えを記述した、非常に貴重な現代のテキスト。この種の概説は他に類を見ず、読者は、統合失調症に関する世界規模の再検討と、談話療法がいかに最適な治療法なのかを知ることができる。

Bellak, Leopold, Marvin Hurvich, and Helen K. Gediman. *Ego Functions in Schizophrenics, Neurotics, and Normals*. New York: Wiley, 1973. (レオポルド・ベラック、マーヴィン・ハーヴィック、ヘレン・K・ゲディマン共著 『統合失調症者・神経症者・正常な人の各自我機能』、未邦訳)

> 精神病者の治療における自我心理学的オリエンテーションを説明した古典的教科書。自我心理学が被分析者を査定する方法を熟達したやり方で提示しており、自我の強弱という類型論の好例であり、スペクトラムを理解することで診断や治療計画がいかにしやすくなるかの好例でもある。23章の「治療」(p351-398) では、驚くほど広範囲のアプローチが示されており、そこには「心的構造の再組織化」(p376) を達成するために、患者の空想生活の内側にいる分析家による役割演技も含まれている。

Berke, Joseph, and Mary Barnes. *Two Accounts of a Journey Through Madness*. New York: Other Press, 2002. (ジョゼフ・バーク、メアリー・バーンズ共著 弘末明良・宮野富美子訳『狂気をくぐりぬける』平凡社 1977年[55])

> バークは、ロンドンのキングスレイ・ホールでR・D・レインとともに研究や仕事をした人で、この優れた書籍は、キングスレイ・ホールでの彼らの仕事を、統合失調症者でもあるメアリー・バーンズとともに解説したものである。どんな患

---

[55] 原著の初版は1971年にMacGibbon and Kee社からハードカバーで出版され、その邦訳版が上掲書。ボラスが挙げている2002年版は、Other Press社からペーパーバックで再出版されたもの。

者に関してであろうと正確な臨床的記述はありえないが、本書は、統合失調症者の（あるいはおそらくヒステリー精神病患者の）現実という、身体的な現実を捕まえようとする深遠な試みである。非常に能力のある臨床家であったバークはアーバーズ協会を設立し、精神病患者と作業する際の彼独自の手際に関して、何百というロンドンの臨床家を訓練した。

Boyer, Bryce, and Peter Giovacchini. *Psychoanalytic Treatment of Characterological and Schizophrenic Disorders*. New York: Science House, 1967. (ブライス・ボイヤー、ピーター・ジョヴァチーニ共著 『性格障害および統合失調症性障害の精神分析的治療』、未邦訳)

4章の「統合失調症患者に対する診療所での治療：パラメーターをほとんど用いない精神分析的セラピーの使用」で、ボイヤーは、薬を使わずに診療所でどうやって統合失調症患者を分析するのか、しかも週4回の分析を古典的な方法、つまり中立を保ちながら解釈を通してコミュニケートするという方法で、分析することについて述べている。ボイヤーとジョヴァチーニは長年にわたって協働しており、ふたりとも自我心理学の訓練を受けているが、精神病的な被分析者との作業では、ふたりの多くの同僚たちとは異なる方向に進むことになった。ふたりとも、クラインとウィニコットの業績から影響を受けている。ふたりの書いた本は、自我心理学と対象関係論の統合の最良の例を示している。

Chiland, Colette. *Long-Term Treatments of Psychotic States*. New York: Human Sciences Press, 1977. (コレット・シラン編著 『精神病状態の長期治療』、未邦訳)

本書は54編のエッセイから構成されており、精神病についてのあるシンポジウムが元になっている。世界中の著者から集めた論文集なので当時としてはユニークであり、とりわけフランス学派の考え方を示すものでもあった。レオポルド・ベラックのエッセイに対するハロルド・サールズの応答は、最後はアメリカ社会の薬物治療偏重への手厳しい批判で終わっており、こうした薬物療法は解決策ではなくむしろひとつの症状であると主張している。サールズは、メリーランド州ロックヴィルにあるチェスナット・ロッジで仕事をしていたときは、受け持ちの統合失調症患者への投薬は断固として拒否していた。他にも、若い頃のオットー・カーンバーグによる興味深い貢献や、オースティン・リッグス・センターのオットー・ウィルによる短いがこころを打つ演説がある。「我々の見解では、こうした障害（統合失調症）は、人間生活の範例であり、にべもなくおそるべき明晰さで、破壊的かもしれないが、私たち自身が自らをあざむくさまざまな生き方を、暴き出すのである」(p373)。

Eigen, Michael. *The Psychotic Core*. Northvale and London: Jason Aronson, 1986.（マイケル・アイゲン著　『精神病性の核』、未邦訳）

> これはアイゲンの最高傑作であり、精神病を構成するものに関しての、フロイト、ユング、ビオン、ウィニコットの非常に優れたオリジナルな統合である。3章の「こころがないこと」は、私の本の読者諸氏の特別な関心を引くだろう。

Garfield, David. *Unbearable Affect: A Guide to the Psychotherapy of Psychosis*. London: Karnac, 2009.（ディヴィッド・ガーフィールド著　『耐えられない感情：精神病の心理療法ガイド』、未邦訳）

> 本書はおそらくこれまでで統合失調症についての一番読みやすい本であり、とりわけ、発症時の感情の役割に関心がある読者にとってはそうである。ガーフィールドは、あるキャラクターを創作し――その一部は彼自身であり、一部は同僚たちを合成したもの――、私の書いたこの本に似ているのだが、彼自身のキャリアの発展にもとづいた、統合失調症への彼なりの理解を読者が発展させる手伝いをしている。2章「イントロダクションの形態：主訴」（p15-30）は、ぜひ読むべきである。そこには、統合失調症発症の背後にある生活史を注意深く聴取することの重要性が書いてある。3章「引き金となる出来事における精神病性のテーマ」（p31-44）もまた非常に関連があり、とりわけ、ガーフィールドの「引き金となる出来事を解き明かす」（p35）という概念は関連がある。彼は、エルヴィン・セムラッド[56]やボストンの彼のお弟子さんたちのセミナーに影響を受けているようで、彼はセムラッドの才気を、精神病的な被分析者との作業に持ち込んでいる。彼はまた、ハインツ・コフートに深く影響を受けており、本書はコフート学派の観点から到達した臨床的洞察の最高レベルの例だと思う。本書はとっつきやすく、どんな人にも読める本である。

Garfield, David, and Daniel Mackler, editors. *Beyond Medication: Therapeutic Engagement and the Recovery from Psychosis*. London: Routledge, 2009.（ディヴィッド・ガーフィールド、ダニエル・マックラー共編　『薬物療法を越えて：治療的関与と精神病からの回復』、未邦訳）

> ガーフィールドとマックラーは、現代の精神分析および心理療法家の一群を集めて、精神病患者の変化をどのように査定し、引き出し、促進するのかを論じるよう、それぞれに課した。この重要な本は内容も多岐にわたり、元統合失調症患者による談話も掲載している。

56　Elvin V. Semrad（1909-1976）は米国の高名な心理療法家。

注釈つきの参考文献

Jackson, Murray, and Paul Williams. *Unimaginable Storms: A Search for Meaning in Psychosis*. London: Karnac, 1994. (マレー・ジャクソン、ポール・ウィリアムズ共著 『想像を絶する嵐：精神病の意味を探して』、未邦訳)

> 本書は、ジャクソンが妄想型統合失調症患者および緊張病患者と作業したことに関する大量の記録として注目すべき。もし患者の語ることに耳を傾け、その意味することを見つけようとするならば、それが本質的にはいかに治療的かということを例示している。ジャクソンは、ロンドンのモーズレィ病院にいた独創的な人物であり、英国内においては精神病患者に対する精神分析的治療に広範な影響力を持っていた。奥深く非常に独創的な本。

Jung, Carl. *The Psychogenesis of Mental Disease*, in Collected Works of C. G. Jung, volume 3. Princeton, N. J.: Princeton University Press, 1976. (カール・ユング著 『精神障害の発生起源』C.G.ユング著作集(英語版)3巻、未邦訳)

> この古典は、チューリッヒのブルクヘルツリ病院でユングがオイゲン・ブロイラーと協働した初期の仕事を反映しており、いろいろな意味で、統合失調症研究におけるフロイト派精神分析の最良の例である。ユングとフロイトの意見は真っ向から対立していたと考えられるために、奇妙に思えるかもしれないが、統合失調症に関するユングの考えは、フロイトの模範に深く由来している。4章「早発性痴呆とヒステリー」[57]は、こころの構造についての分析理論を見事に描き出しており、ヒステリーと統合失調症とのきわめて重要な違いについて驚くほど深く考察している。本著作集の巻末に収録されている、ボイス・オブ・アメリカ (VOA)[58]での放送原稿 (1956) の中で、ユングは以下のように結論づけている。「統合失調症を探求することは、私の見解では、将来の精神医学に対する最も重要な課題のひとつなのです。」

Karon, Bertram, and Gary VandenBos. *Psychotherapy of Schizophrenia: The Treatment of Choice*. Northvale and London: Jason Aronson, 1981. (バートラム・カロン、ゲアリー・ヴァンデンボス共著 『統合失調症の心理療法：治療法の選択』、未邦訳)

> 読者が若手の精神分析的な臨床家であれば、本書は必読書である。この精神分析

---

57 「早発性痴呆とヒステリー」は、「早発性痴呆の心理」の一節で、邦訳は安田一郎訳『分裂病の心理』(青土社 1989年／新装版 2003年) に収録されている。

58 「ボイス・オブ・アメリカ (Voice of America : VOA)」は、合衆国政府が運営する国営放送。1956年12月、VOA は「The Frontiers of Knowledge and Humanity's Hopes for the Future」というシンポジウムで、ユングの貢献を放送した。

のテキストは、緊張型を含む様々なタイプの統合失調症者と作業してきた、経験
と才能の豊かな精神分析家たちが執筆している。著者らは、長期的な心理療法の
効果をかたくなに信じているだけはなく、その効果を経験もしている。ある緊張
型統合失調症者は5年間入院していて、ふいのひと言以外はほとんど喋らないの
だが、その患者についてカロンは次のように書いている。「この患者から私が学ん
だことは、もっとも引きこもった統合失調症者でさえ、セラピストに忍耐強さと
知識があれば、手が届くものである、ということだ。この事例では、治療は時と
して英雄的な行為のレベル —— この患者が理解可能なひと言を口に出すまでに、
ふたりの治療者が1日10時間を10日間も一緒にいた —— にまで到達してはいた
が、この患者を心理療法で治療して成功することは可能なのである」(p2)。言う
までもなく私はこの見解を共有するものではあるが、私が協働した緊張型統合失
調症者はひとりだけ(ミーガン[本書6章で登場])だったし、私自身は —— 純粋に
経験で言うなら —— 長期入院したことのないもっと若い統合失調症者たちと作業
していた。カロンの楽観主義は、GIVRICとして知られる、ケベック州の分析家や
臨床家のチームにも共有されており、彼らは同様の結果を示している。何年間も
入院させられていた緊張型統合失調症者にだって話しかけてみなさい、そうすれ
ば、もしあなたに時間をかける用意があるなら、そうした患者にも手が届くので
ある。積極的な分析によって統合失調症の突然の発症をひっくり返すことができ
るという私自身の主張を、当然のことながらいくらか疑う人もいるわけだが、そ
ういう人たちには、社会規範から外れたため拘禁された統合失調症者 (an incarcerated
delinquent schizophrenic) との作業についてのカロンの結論を見てほしい。「急性統合
失調症者は、以前に間違った扱いをされていなければ、いかに素早く軽快し非精
神病的に機能できるようになるか、ということをこの患者から私は学んだ。1週
間(5セッション)の治療で、この患者はもはや精神病でなくなった」(p2)。そう
した主張を目にすると驚愕するかもしれないが、私自身の作業においても同様の
ことが真実であることを発見した —— それは、**もし**、初めの時点で、そして誰か
がめちゃくちゃにする前に、分析家がその患者を受け入れたら、という条件つき
ではあるが。本書では、統合失調症に対する精神分析的視点の歴史を詳細に紹介
しており、統合失調症者の両親の大変さに関して共感的な見方をしており、そこ
に示される臨床例は明確でその多くは説得力があり(私が実際にそうだと考えるより
ももっと劇的なものとして読んでもらえるように、書き手が患者をヒステリー化しうると
いう危険は、統合失調症者について書く際にはいつも存在する)、そして、書き手たち
は逆転移の役割と機能を詳細に取り上げている。彼らの調査は、ミシガン州心理
療法プロジェクトとして知られ、一部は国立精神衛生研究所が出資しているが、
そのまとめは、単著のテキストよりもグループによる検証を高く評価する人たち

注釈つきの参考文献

にとっては、重要な読み物である。本書は現在、版元品切れであり、再版が望まれる。

Lacan, Jacques. *The Psychoses*. Seminar Book Ⅲ , 1955-1956; London: Routledge, 1993.（ジャック・ラカン著　ジャック‐アラン・ミレール編　小出浩之・鈴木國文・川津芳照・笠原嘉訳『精神病（上・下）』岩波書店　1987年）

神経症的構造と精神病的構造との違いに関するラカンの発見。こころの臆病さに関するものではないが、素晴らしい本。

Laing, R. D. *The Divided Self: An Existential Study in Sanity and Madness*. London: Tavistock, 1960.（R・D・レイン著　阪本健二・志貴春彦・笠原嘉訳『ひき裂かれた自己 ── 分裂病と分裂病質の実存的研究』みすず書房　1971年、または、天野衛訳『引き裂かれた自己：狂気の現象学』ちくま学芸文庫　2017年）

レインの本は、英国およびヨーロッパにおける統合失調症者に対する考え方を変化させた。彼は精神分析的語彙と行動学的語彙の両方を放棄し、一般の人々に向けてこの本を書いたが、そこでは統合失調症が、事実上、その家族生活の一症状であるということを述べている。一精神科医として、レインは本書の中で、ほとんどの精神科医が抱いている非常に偏った考え方、つまり、統合失調症の疑いの余地がないものだけは入院しなければならない、という考え方に背を向けたのである。この本に大勢の精神科医が刺激を受け、ロンドンのレインを訪問し、その多くがそこで彼のコミュニティの、特にフィラデルフィア協会の、重要な役割を担うようになった。レインが備えていた臨床的な才能とは、絶え間ない忍耐と頭の回転の速さで ── たいていは深い洞察が染みこんでいた ── それによって彼は精神病の人々を受け入れられたのだ。統合失調症の臨床的見解を彼以上に変えた人は、20世紀にはいなかった。

Leader, Darian. *What Is Madness?* London: Hamish Hamilton, 2011.（ダリアン・リーダー著『狂気とは何か?』、未邦訳）

この本は、統合失調症そのものについて書かれたものではないが、内容的には含まれている。というのも、精神病に関するリーダーの見解が ── R・D・レインの見解と同様に ── 、我々がどうやって、そしてなぜ、精神病（あるいは狂気）に関する考えを再考しなければならないかについて、合理的に疑問を呈しつつさらに改訂するものだからである。本書はまた、文章としてもとても美しく、こころを動かすものである。

Milner, Marion. *The Hands of the Living God: An Account of a Psycho-Analytic Treatment*. London: Hogarth Press, 1969.（マリオン・ミルナー著 『生きる神の手：ある精神分析的治療の報告』、未邦訳）

　　　　「スーザン」についてのミルナーの説明は、これまで出版された多くの人たちが統合失調症とみなす患者に対する毎日分析に関するものの中では最も完全なものである。英国独立学派の系譜における仕事としても最良の例でもある。この本は普遍的であるとともに多元的ではあるが、とりわけ、被分析者を理解しようとする分析家側の悪戦苦闘を、どんな治療においてもヴィヴィッドな部分であるとみなしている。もし、精神病的な被分析者との精神分析的な作業の治療効果について疑いがあるなら、この本をぜひ読んでみるといい。文体は美しく、内容にも非のつけどころがなく、そしていい意味でチャレンジングである。

Pao, Ping-Nie. *Schizophrenic Disorders: Theory and Treatment from a Psychodynamic Point of View*. New York: International Universities Press, 1979.（ピン - ニエ・パオ著 『統合失調症性障害：精神力動的観点からの理論と治療』、未邦訳）

　　　　パオは1970年代にチェスナット・ロッジの所長だった人で、この本は、ハロルド・サールズの考えが彼の同僚たちに及ぼした影響をうまく説明している。本書の第4部、統合失調症の心理療法に関する箇所には臨床例がたくさん載っており、それらは患者に対する分析家の共感的関係性の変形性的効果（transformative effect）や、精神病者と作業する際の逆転移の役割に焦点を合わせている。

Robbins, Michael. *Experiences of Schizophrenia: An Integration of the Personal, Scientific, and Therapeutic*. New York: Guildford, 1993.（マイケル・ロビンス著 『統合失調症という体験：個人・科学・治療の統合』、未邦訳）

　　　　出版当時、この本は、精神医学や精神分析のコミュニティ内では多くの中堅から歓迎された。著者は、さまざまな観点を巧みに統合し、豊富な臨床例を提示し、そして統合失調症者の中で生じる心的変化に関して彼が注意深く構築した理論を主張している。しかし残念なことに、この別の面では注意深い著者が、全体にわたって以下のような定言命法を使っていることで彼自身の仕事を損なっている。たとえば、「かなりの長期間、精神病院に入院するというサポートがなければ」（p271）統合失調症者が大きな変化を体験することは不可能だ、というような主張である。外来通院中の統合失調症者との作業を議論する臨床家たちのことをロビンスは、「統合失調症をかかえる患者を治療しようとしていない」か、あるいは「治療の範囲を微妙に狭く限定している」と批判している。こうした異論は脇に置いても、この分野への価値ある貢献である。

注釈つきの参考文献

Rosenfeld, David. *The Psychotic: Aspects of the Personality*. London: Karnac, 1992. (ディヴ ィッド・ローゼンフェルド著 『精神病者：パーソナリティの諸側面』、未邦訳)

アルゼンチンの精神分析家のあいだでは典型的なことだが、ローゼンフェルドは、精神病に関する英国、フランスおよびアメリカの文献を吸収してきた。しかし彼はまた、本書においてはこの領域における南アメリカの精神という素晴らしい仕事も盛り込んでおり、ウィリーとマドレーヌのバランジェ夫妻、レオン・グリンバーグ、グレゴリオ・クリモフスキー、ハインリッヒ・ラッカーらを収録している。統合失調症に関する仕事は、精神病やパーソナリティの精神病部分に関する研究よりも少ないが、この本は精神病的プロセスの研究への重要な貢献である。

Rosenfeld, Herbert. *Psychotic States: A Psychoanalytical Approach*. London: Maresfield Reprints, 1985, and *Impasse and Interpretation*. London: Tavistock, 1987. (ハーバート・ローゼンフェルト著 『精神病的状態：精神分析的アプローチ』、未邦訳)、および神田橋條治監訳『治療の行き詰まりと解釈 —— 精神分析療法における治療的／反治療的要因』、誠信書房 2001年)

サールズは米国における統合失調症の研究と治療に偉大な影響を及ぼした人物だが、ハーバート・ローゼンフェルトは、英国における同様のポジションにいる。ローゼンフェルトは、どんな人の中にもある自己の精神病部分を、様々な性格障害のより特異的な精神病領域に結びつけ、最終的には統合失調症に結びつけた。それによって彼は、統合失調症は一連のスペクトラム上の一部分であるという事実を説明した。ミルナーと同様、ローゼンフェルトも多くの臨床例を提示しており、それによれば彼の仕事は、単に解釈をするだけという、古典的なクライン派の方法で行われている。この2冊の著作は、精神病的な被分析者と作業をしているあらゆる精神分析家に必読の書である。

Schilder, Paul. *On Psychoses*, edited by Lauretta Bender. New York: International Universities Press, 1976. (ポール・シルダー著、ロレッタ・ベンダー編 『精神病について』、未邦訳)

シルダーはフロイトの弟子のひとりで、統合失調症研究におけるパイオニアである。また、主に研究者向けの本ではあるが、彼の業績はレビューする価値がある。シルダーの興味の幅は広く、当時の神経科学を、統合失調症の形成における心理的および生物学的要因と統合させた。彼は博学で、論文中でもさまざまな思想家に言及している。彼は、「統合失調症的思考は、どこまでも続くドラマだ」(p318)と書いており、彼はそのような思考過程と通常の自由連想法を区別していた。彼の業績は、精神医学と精神分析学に対して、とりわけ米国においては、インパクトがあった。

Searles, Harold. *Collected Papers on Schizophrenia and Related Subjects*. New York: International Universities Press, 1965. (ハロルド・サールズ著　『統合失調症論文集』、未邦訳)

これは、統合失調症に関して精神分析家が書いた最良の本であり、そのテーマのテキストとしてもおそらく最も広く読まれ続けている。特に注目すべきなのは、5章「復讐心の精神力動」、8章「他人を狂わせようとすること —— 統合失調症の原因論および心理療法における要素」、13章「統合失調症的コミュニケーション」、それと21章「統合失調症の心理療法における、軽蔑、幻滅、そして憧れ」である。(オットー・ウィルJr やパオと同様に) サールズもチェスナット・ロッジにいたことがあり、そこで彼はフリーダ・フロム－ライヒマンの人間味のあるアプローチに影響を受けた。彼はまた、英国独立学派の考えにも非常に精通していたし、その考え方に親近感を持っていた。しかし何にもまして、彼は並外れた才能をもった臨床家であり、ある種の治療的誠実さゆえに、受け持ち患者についての彼自身の個人的な考えや空想をいくつも患者に話したのである。

Sechehaye, Marguerite A. *Symbolic Realization: A New Method of Psychotherapy Applied to a Case of Schizophrenia*. New York: International Universities Press, 1951. (マルグリート・A・セシュエー著　三好暁光・橋本やよい訳『象徴的実現 —— 分裂病少女の新しい精神療法』、みすず書房　1986年)

本書は、その時代の最も才能あふれる精神分析家のひとりによる、統合失調症患者 (ルネ) のうまくいった治療に関する最も初期の報告のひとつである。本書は説得力があり、ルネとのあいだで何が作用し何が作用しなかったのかについてユニークな見解を提示しようとしている。セシュエーは、ルネとの作業を、疑い深いがサポーティブではある同僚たちの大集団に向けて話をした。彼らは、うまくいった治療が最終局面に至る頃には、精神分析的治療が統合失調症者をどうやって回復させるのだろうかという悲観的な見方を捨てていた。ものすごく感動的な著作。

Silver, Ann-Louise, editor. *Psychoanalysis and Psychosis*. Madison: International Universities Press, 1989. (アン－ルイーズ・シルバー編　『精神分析と精神病』、未邦訳)

本書は、統合失調症治療に関する最良の論文集である。シルバーは、精神病患者を治療している、最も経験のある精神分析家のひとりであり、キャリアのほとんどをチェスナット・ロッジで仕事をしてきた。彼女の本には、ハロルド・サールズ、ジョセフ・スミス、オットー・アレン・ウィルJr のような同僚による章もある。そして本書にはマーティン・クーパーマンによるエッセイが掲載されているが、その「心理療法における克服のプロセス」は当時の必読論文だった。

注釈つきの参考文献

Sullivan, Harry Stack. *Schizophrenia as a Human Process*. New York: Norton, 1962. (ハリー・スタック・サリヴァン著　中井久夫・安克昌・岩井圭司・片岡昌哉・加藤しをり・田中究共訳『分裂病は人間的過程である』、みすず書房　1995年)

> 本書は、サリヴァンが1920年代初頭から30年代後半にかけて執筆した、精神病や統合失調症に関する論文を集めたものである。他の多くのアメリカ人分析家と同様に、サリヴァンは、まわりを多少の敵意に囲まれた開拓者のような書き方をしている。このことが、彼の書く散文体に、鋭さや辛辣さというスタイルや、時には非常にもって回ったスタイルを与えている。もし彼の文章が読みにくいとしたら、これもまた書いているうちに統合失調症についての新しい考え方を構築していこうとしているためである。この本は素晴らしくそしてチャレンジングな洞察にあふれており、特に2章「分裂病における思考の奇妙性」(p26-99；邦訳版p28-146)においてそうである。サリヴァンは、ワシントン州バルティモアにあるシェパード－プラット(のちにシェパード・イノック・プラットと呼ばれた)で仕事をしており、ウィリアム・アランソン・ホワイトはそこの所長だった。その場所で彼は、シャーンドル・フェレツィの被分析者だったクララ・トンプソンに出会い、彼女から分析を受けた。サリヴァンの教えや書籍は、精神医学の領域では隅々まで広まっており、対人関係論的精神分析の基礎になっている。サリヴァンにとって、患者と分析家のあいだのつながりは決定的に重要であり、統合失調症の発症についての章は、そして詳細に注意を払うことの重要性は、私のテキストや史実性の考えに非常に関連がある。この本は、臨床家にとって計り知れないほど有用な本である。

Tustin, Frances. *Autism and Childhood Psychosis*. London: Science House, 1972. (フランセス・タスティン著　齋藤久美子監修、平井正三監訳『自閉症と小児精神病』、創元社　2005年)

> 本書とこれに続くいくつかの出版物の中で、タスティンは、子どもの自閉症、および成人パーソナリティの自閉的特性の力動に関して、非常に理にかないかつ独特の議論を提示している。

Volkan, Vamik. *Primitive Internalized Object Relations*. New York: International Universities Press, 1976. (ヴァミク・ヴォルカン著　『原始的内在化対象関係』、未邦訳)

> 自我心理学と対象関係論を架橋する重要な1冊。非常に明快な臨床ビネットが載っている。

索引

✴ 人名 ✴

アイゲン, マイケル —— 227
アラネン, ユルヨ・O —— 225
イエイツ, W・B —— 93, 221, 222
ヴァンデンボス, ゲアリー —— 228
ウィニコット, D・W —— 39, 50, 63, 72, 167, 226, 227
ウィリアムズ, ポール —— 228
ヴォルカン, ヴァミク —— 234
ガーフィールド, ディヴィッド —— 227
カーン, マシュード —— 63, 167
カロン, バートラム —— 228
キング, マーティン・ルーサー —— 41, 42, 43
クラーク, ロイド —— 54, 55, 56
クラバー, ジョン —— 167
グリーン, アンドレ —— 60
グロトスタイン, ジェームズ —— 160
ゲディマン, ヘレン・K —— 225
ケネディ, ジョン・F —— 41, 42
ケネディ, ロバート —— 41, 42, 43
コルタート, ニナ —— 167
ゴンザレス・デ・チャベス, マヌエル —— 225
サールズ, ハロルド —— 67, 226, 231, 233
サリヴァン, ハリー・スタック —— 234
サンドラー, ジョセフ —— 50
シーガル, ハンナ —— 13, 67, 153
ジェームズ, ウィリアム —— 134
ジャクソン, マレー —— 228
ジョヴァチーニ, ピーター —— 67, 226
ジョーダン —— 89
ジョセフ, ベティ —— 13

シラン, コレット —— 226
シルダー, ポール —— 232
シルバー, アン - ルイーズ・S —— 225, 233
スタイナー, ジョン —— 13
ストレイチー, アリックス —— 72
ストレイチー, ジェームズ —— 72
セシュエー, マルグリート・A —— 233
ソーン, レスリー —— 13
タウスク, ヴィクトール —— 28
タスティン, フランセス —— 147, 234
ドネ, ジャン＝リュック —— 60
ハーヴィック, マーヴィン —— 225
バーク, ジョゼフ —— 225
バーンズ, メアリー —— 225
ハイマン, ポーラ —— 147
ビオン, ウィルフレッド —— 13, 67, 69, 79, 80, 81, 116, 127, 154, 171, 227
フェダーン, パウル —— 14
ブランショ, モーリス —— 142, 143
ブロイエル, ヨーゼフ —— 195
フロイト, アンナ —— 38
フロイト, ジークムント —— 12, 14, 17, 18, 21, 195, 227
ベラック, レオポルド —— 225, 226
ヘルダーリン, フリードリヒ —— 139, 140, 141
ベンダー, ロレッタ —— 232
ボイヤー, ブライス —— 67, 226
ホフスタッター, リチャード —— 47
マーティンデール, ブライアン —— 14, 225
マーラー, マーガレット —— 29
マックラー, ダニエル —— 227

ミード, ジョージ・ハーバート	134
ミルナー, マリオン	231
ユング, カール	69, 227, 228
ライス, A・K	69
ラカン, ジャック	73, 119, 185, 230
リーダー, ダリアン	230
ルーカス, リチャード	86
レイ, アンリ	13
レイン, R・D	13, 188, 225, 230
ローゼンフェルト, ハーバート	13, 67, 232
ローゼンフェルト, ディヴィッド	232
ロビンス, マイケル	231

✣ ア行 ✣

アニミズム的潜在力	114
アマルガム	111, 112
アメリカ精神医学会	49
ありふれた日常	128, 142, 143, 202, 204, 222
アレルギー	174, 175
イーストベイ・アクティビティセンター（EBAC）	5, 25, 27, 29, 31, 34, 35, 38, 39, 42, 45, 49, 50, 52, 54, 68, 70, 100, 121, 131, 135, 138, 139
イギリス経験論哲学	73
意識	15, 81, 130, 193
イッピー運動	42
偽りの自己	63, 94, 116, 201
陰性幻覚	60, 160
英国精神分析協会	72
エディプスコンプレックス	118, 185
大きさの歪み	100
オースティン・リッグス・センター（リッグス）	5, 92, 146, 147, 167, 170, 226
『落ちる前につかまえろ：破綻の精神分析』	14

✣ カ行 ✣

環境としての母親	182

記号体系	128, 189
儀式化された出会い	101
緊張病性混迷	121
空白精神病	60
寓話的仮象	100
寓話的な意味	108
具象化された自己	102
具象的思考	152
芸術的活動	144
幻覚	16, 62, 66, 103, 130, 143, 157, 168, 172, 215, 220
原光景	117, 120, 121, 143
幻視	62, 108, 130, 169, 170
現象学	56
幻聴	16, 66, 108, 118, 163, 164, 168, 169, 170, 196, 199, 222
構造化	210
構文としての塊	166
声を聴くこと	130
個人相談センター（PCC）	74, 76, 146
根源的な害	101

✣ サ行 ✣

サイコパス	148
思考過程	15, 67, 86, 142, 143, 166, 171, 173, 188, 196
自己治癒	63
自己-理想化的行為	48
自己療法技法	63
思春期	15, 21, 38, 94, 98, 168, 212
死の欲動	160
自閉症児	13, 15, 31, 35, 44, 200
社会精神病	41
集合的なこころ	69, 70, 71
集合的無意識	69, 70, 71, 110
州立精神病院	29

236

自由連想（法） ———— 66, 67, 68	潜伏性の統合失調症 ———— 94, 97
順応というレトリック ———— 49	想像のオーダー ———— 130
象徴的な結節点 ———— 194	想定された知識 ———— 134, 137, 137
象徴等価 ———— 153	存在論的不安 ———— 188
象徴のオーダー ———— 84, 153, 160, 166, 180, 183, 185, 186, 187, 188	

タ行

象徴の借用 ———— 151	退行 ———— 118, 119, 120
植物状態 ———— 155	対象恒常性 ———— 158
心身医学 ———— 182	対象排除 ———— 153
深層心理学 ———— 22, 136	タヴィストッククリニック（タヴィ） ———— 50, 76, 79, 80, 81, 146
身体化し易さ ———— 182	
身体言語 ———— 120	タヴィストック人間関係研究所 ———— 79
身体知 ———— 95, 144	多彩なイメージ ———— 69
身体表現性の体験と表象 ———— 176	断片化した自己 ———— 88
身体表現性のもの ———— 176, 177	談話療法 ———— 20, 195
心的過程 ———— 67, 155, 156, 157, 158, 159, 188	近い投影 ———— 154, 155
心的テクスチャー ———— 83	知覚同一化 ———— 199, 200
心の内容 ———— 155	テレビ的なこころ ———— 159
心の不居住 ———— 159, 196	投影過程 ———— 144, 154
振動性の統合失調症者 ———— 109	凍結精神病 ———— 60
神話的な語り ———— 108	統合失調症 ———— 5, 8, 13, 14, 15, 17, 18, 19, 20, 21, 48, 49, 52, 54, 67, 68, 84, 94, 97, 98, 99, 100, 101, 102, 108, 118, 125, 128, 130, 139, 141, 144, 147, 150, 155, 155, 170, 171, 174, 178, 187, 194, 195, 202, 203, 206, 223
ストックブリッジ神経疾患研究所 ———— 146	
『性格になること』 ———— 15	
生産的なシニフィエ ———— 69	
『精神障害の診断と統計マニュアル』 ———— 49	
精神内的な妨害 ———— 101	——児 ———— 15, 31, 143
精神病性の啓示 ———— 138	——的影響 ———— 96
精神病的共感 ———— 162, 199	——的可逆性 ———— 153
精神病的自己 ———— 97, 113	——的儀式化 ———— 101
精神病的パーソナリティ ———— 56	——的凝視 ———— 160, 198
精神病への心理社会的アプローチ国際協会（ISPS） ———— 14	——的空虚感 ———— 158
	——的契約 ———— 160
精神分析 ———— 12, 13, 16, 18, 56, 73, 74, 79, 88, 97, 207, 208, 210, 211	——的好奇心 ———— 197
	——的仕事 ———— 160
生成的 ———— 19, 89, 98	——的象徴化 ———— 153
前‐統合失調症 ———— 48	——的神話 ———— 109

索引

―― 的超越 ―― 109
―― 的な存在感 ―― 113
―― 的フェティッシュ ―― 157
―― 的雰囲気 ―― 114
―― の詩 ―― 144
遠い投影 ―― 154, 155
特異な振舞い ―― 93
トランス様状態 ―― 172
取り入れ同一化 ―― 151

✳ ナ行 ✳

内言 ―― 136, 137, 173, 183
ナルシシスト ―― 148

✳ ハ行 ✳

バッファロー大学 ―― 53, 54, 61, 70, 73
母親のオーダー ―― 144, 187, 189
パラノイア ―― 47, 48, 51, 177
ピープルズパーク ―― 43, 44
ヒステリー性精神病 ―― 84
非-精神病的機能 ―― 21
ブルームズベリーグループ ―― 72
分割された自己 ―― 119, 206
ベトナム戦争 ―― 43, 45, 53
ボディランゲージ ―― 36, 177

✳ マ行 ✳

マリーストープスクリニック ―― 76
無意識的思考 ―― 134, 137, 143, 144, 168
無意識的思索 ―― 20, 134, 137, 143, 193
無意識的知覚 ―― 189
無意識的な思考 ―― 71
無意識的な知 ―― 110, 223
無意味さ ―― 165, 210
メタ性愛 ―― 111, 112, 117, 118, 119, 120, 121, 125, 127, 155, 157, 210

喪 ―― 96
物としてのあり方（事物の ――） ―― 110, 111, 112, 124, 149

✳ ヤ行 ✳

ユニバーシティカレッジ病院 ―― 76
夢 ―― 22, 144

✳ ラ行 ✳

理想自己 ―― 63
ローマ大学児童神経精神医学研究所 ―― 147
ロボットのような自己 ―― 113
ロンドン精神分析研究所 ―― 72
ロンドン大学 ―― 76

訳者あとがき

　今回ご縁があってChristopher Bollas著 When The Sun Bursts: The Enigma of Schizophreniaの翻訳をさせていただくことになった。
　私は本書の翻訳を病院のベッドの上で始めた。
　ある休日、電車に乗っていると何となく息苦しくなったので近医を受診したところ、手術のためにすぐに入院することになった。幸い命にかかわるようなことではなく数時間の手術と2週間程度の入院で済んだのだが、この時にボラス先生の下訳に取り組むことにしたのである。
　私は普段、精神科クリニックで心理臨床を行っているのだが、入院患者として過ごす病棟生活は、食事と検査の時間以外はとても退屈な「非日常的世界」であった。退屈さに耐えられなかった私は、ベッドの上でできる心理臨床関連の仕事はないものかと考えて、下訳に取り組んだ。外出もままならず、病室の窓から遠くに見えるソメイヨシノを目休めに翻訳に没頭するのはとても貴重な時間だった、と日常業務に追われる今にして思う。そしてまた、一患者に成り切れなかった私の悪あがきでもあったのだろう。後で紹介する私たち翻訳メンバーもそれぞれ子育てや日常業務に忙しかったり、時に私のように健康問題に悩んだりと、中年期真っ只中にあるのだが、それでも翻訳作業に没頭している時は、特別な、そして連想が広がる不思議な時を過ごしたのではないだろうか。
　それではなぜ私たちが本書を訳すことになったかというと、創元社の渡辺明美氏からの勧めがあったからだ。
　私たち翻訳グループのメンバーは皆、臨床心理士であり、乾吉佑先生（専修大学名誉教授）のご指導の下、若手の臨床心理士の研修会（多摩精神分析セミナー）で講師をしている。これは4年間で約100時間の系統講義をするセミナー

である。若手は心理臨床の基本としての精神分析に興味があり、学びたいと思っているものの、その理論が難解に感じられるため、次第に縁遠くなってしまうようである。そこでセミナーでは、若手にとっての水先案内人のようなつもりで、フロイト以後の著名な精神分析家の生い立ちと共に、その業績を紹介してきた。力動的心理臨床の実践を志す若手が、著名な精神分析家をより身近に感じ、今後の臨床の核となる精神分析家の理論と出会うための場を提供することを目的としたのである（詳しくは『心理臨床家の成長』（乾吉佑編）金剛出版に横川滋章が詳述している）。

　このセミナーをまとめた『生い立ちと業績から学ぶ精神分析入門　～22人のフロイトの後継者たち』（乾吉佑編　横川滋章・橋爪龍太郎編著）が創元社から刊行され、その中で坂井俊之がボラス先生を～精神分析家という名の詩人～として紹介したことが、先の渡辺氏の勧めに繋がったのである。

　私たちの翻訳グループの中心は、橋爪龍太郎、下平憲子と、先述の坂井、横川など、多摩精神分析セミナーの講師陣であり、そこにタヴィストック留学中の橋本貴裕が加わったものである。そして乾先生のご紹介で、ボラス先生と親交があり、その著書の日本語訳に深く関わり、かつ大変造詣の深い館直彦先生に監訳をお願いすることができた次第である。

　館先生と初めて翻訳の打ち合わせをさせていただいたのは、広島で行われた日本精神分析学会第62回大会の時であり、丁度その日はセリーグを制覇した広島カープの優勝パレードで外は大変なお祭り騒ぎだった。一方の学会会場は精神分析に関する学術的な検討が盛んに行なわれており、会場外の喧騒と内の沈思の落差が妙に記憶に残っている。

　ところで患者やクライエントが精神療法医や心理臨床家と出会うそのプロセスは、千差万別であり、それぞれに固有のものである。何かに悩み苦しみ、自ら臨床家を探し求めて会いに来る方もいれば、家族や知り合いの紹介で来談する方もいる。いずれにしても彼らは、それを意識しているかどうかは別として臨床家に対して何らかの想像をしながら初めての出会いの場に訪れる。そして、徐々に想像と臨床家の実像の狭間で関係を展開していくことになる。本との出会いも同様で、自ら求めたり、紹介されたり、偶然店頭で

見つけたりと様々だ。今まさに本書を手に取り、「訳者あとがき」を読んでくださっているあなたは、どんなプロセスで本書と出会い、どんな想像をしながら読んでおられるのだろうか。

　我々翻訳グループは、いわば創元社の渡辺氏の紹介がきっかけでボラス先生の著作と直接出会うことになったのだが、それ以前にも坂井を通じて先生の「創造的で説得力のある語り口」を知識として知ってはいた。だからこそ、英文は相当難解なのではと正直危惧もしていた。しかし館先生のご指導を受けながら実際に英文を訳していくと、それは想像を超えた深い思索と温かい臨床的態度に裏打ちされた語り口であり、難解ではなくこころにストレートに伝わって来たのである。それは豊富な事例が示されているからかもしれない。

　臨床家として駆け出しの頃、ボラス青年が自閉的な子どもや精神病的な子どもたちに文字通り全身で体当たり的な臨床をしており、蹴られたり唾をかけられたりしながらも子どもを１時間半も抱きしめながら、その子の不安が収まるまで芝の上で座っていたエピソード。またある時は、学生相談に来た強面の学生の面接に心底恐怖を感じていたりしたエピソードなど、豊富な事例が率直な表現でつづられているので、若手の臨床家にとっても読みやすく、また自身の臨床と照らし合わせて読むとボラス先生を身近に感じることができるだろう。そして、それらの事例についてボラス先生が考察する時の、その深さと説得力に驚きを感じるだろう。青年ボラス氏が精神分析の大家ボラス先生になるまで、どのような臨床経験を積んで来たのかその歩みを示す自伝的な書であり、そして薬物療法中心の生物学的精神医学や認知行動療法が隆盛である現在において、精神分析や力動的理解の復権を呼び掛ける稀有な書でもある。

　その意味で、本書は統合失調症者への積極的なセラピーについて論じたものであり、また統合失調症者がいかに「自己」を巧妙に隠していくか、そのプロセスを詳述している。この点はぜひ読んでいただきたいところである。それに留まらず、そのプロセスで挙げているボラス先生の創造的な言葉の数々が、今日話題の自閉症スペクトラム障害と言われている方々の精神力動的理

解へと応用可能であることにも注目していただきたい。

　打って変わって第2章では「アメリカの狂気」として、1960〜70年代の公民権運動、ケネディ暗殺、ベトナム戦争といったアメリカ社会の混乱と、それに翻弄される自閉的な子どもや精神病的な子どもたちが描かれ、リベラルでヒューマニスティックな反戦活動家としてのボラス先生の人となりも描かれている。「先生にはトランプ政権を誕生させた今のアメリカ社会はどう映っているのだろうか」、など面接室を超えて、現代社会が抱える精神病理についても連想が膨らむと思う。

　もっと高く飛べれば本書の位置づけを俯瞰し、もっと深く潜れれば本書の持つ深遠な学問的意義をお伝えできるのであろうが、残念ながら非力な私にはこれ以上は難しい。ぜひ本書を手に取っていただき、皆さんの自由連想の力で、高みからそして奥深くまでお読みいただければ幸いである。

　最後に、編集の労を取って下さった創元社の紫藤崇代氏、渡辺明美氏に記して感謝申し上げる。

　　2017年の晩夏に、訳者を代表して

　　　　　　　　　　　　　　　　　　　　　　古田雅明

◆著者

クリストファー・ボラス (Christopher Bollas)

40年以上のキャリアをもつ英国独立学派の精神分析家・理論家・著述家。理論面ではウィニコットを継承。精神分析関連の著書多数。

◆監訳者

館　直彦 (たちメンタルクリニック院長、大阪市立大学生活科学研究科特任教授)

◆訳者

坂井俊之 (東京医科大学病院メンタルヘルス科)
　　担当章 … 6章、7章、8章、9章、10章

下平憲子 (信州大学総合健康安全センター)
　　担当章 … 1章

橋爪龍太郎 (文京学院大学臨床心理相談センター)
　　担当章 … 序章、3章、5章、14章、15章、17章、18章、19章、注釈つきの参考文献

橋本貴裕 (タヴィストッククリニック成人部門)
　　担当章 … 16章

古田雅明 (大妻女子大学准教授)
　　担当章 … 2章、11章、12章、13章、訳者あとがき

横川滋章 (関西国際大学准教授)
　　担当章 … 4章

太陽が破裂するとき
統合失調症の謎

2017年11月10日　第1版第1刷発行

著　者	クリストファー・ボラス
監訳者	館　直彦
訳　者	坂井俊之・下平憲子・橋爪龍太郎・橋本貴裕・ 古田雅明・横川滋章
発行者	矢部敬一
発行所	株式会社　創元社

　　　　本　社　〒541-0047　大阪市中央区淡路町4-3-6
　　　　　　　　TEL.06-6231-9010(代)　FAX.06-6233-3111
　　　　東京支店 〒162-0825　東京都新宿区神楽坂4-3　煉瓦塔ビル
　　　　　　　　TEL.03-3269-1051
　　　　http://www.sogensha.co.jp/

装幀・組版	上野かおる(鷺草デザイン事務所)＋東 浩美
印　刷	株式会社　太洋社

©2017 Printed in Japan
ISBN978-4-422-11639-6 C3011
〈検印廃止〉
落丁・乱丁のときはお取り替えいたします。

JCOPY 〈出版者著作権管理機構　委託出版物〉
本書の無断複写は著作権法上での例外を除き禁じられています。複写される場合
は、そのつど事前に、出版者著作権管理機構(電話03-3513-6969、FAX03-3513-6979、
e-mail: info@jcopy.or.jp)の許諾を得てください。